UROLOGÍA MASCULINA Y TÉCNICAS QUIRÚRGICAS

UROLOGÍA MASCULINA Y TÉCNICAS QUIRÚRGICAS

Fabricio Bombón, Daniela Pozo, Carolina Hernández
Gema Alarcón, Jorge Arriaga, Liliana Carrión, Johana Jumbo

IMPORTANTE

La información aquí presentada no pretende sustituir el consejo profesional en situaciones de crisis o emergencia.

Para el diagnóstico y manejo de alguna condición particular es recomendable consultar un profesional acreditado.

Cada uno de los artículos aquí recopilados son de exclusiva responsabilidad de sus autores.

2020 Publi Sciencie
Contacto: 0983578295 - 0989359616
ISBN:
Impreso en Ecuador - Printed in Ecuador
Cualquier forma de reproducción, distribución, comunicación pública o transformación de esta obra solo puede ser realizada con la autorización de sus titulares, salvo excepción prevista por la ley.

Prólogo

"Lucha incansablemente, por aquellos sueños, a los cuales los demás renuncien. Lucha, aunque ya no tengas fuerzas; pues al conseguirlos, entenderás que todo, absolutamente todo, habrá valido la pena".

Fabricio Bombón

Nuestro objetivo como autores de este texto, pretende a través de un abordaje clínico- quirúrgico, detallar las principales patologías urológicas masculinas, su importancia y la repercusión que conlleva para nuestra sociedad actual.

Además pretendemos proporcionar el conocimiento y las herramientas científicas necesarias para conocer, entender y manejar, las patologías urológicas masculinas más comunes y frecuentes, mediante información médica con evidencia científica actual.

Dr. Fabricio Bombón Caizaluisa
Coordinador del texto

Dedicatoria

Al creador del universo, la ciencia y la vida "DIOS"; por permitirnos cumplir nuestras metas.

A cada una de nuestras familias, por apoyarnos en nuestros sueños y levantarnos en nuestras caídas, motivándonos a perseverar, en esta carrera de nuestras vidas; llamada Medicina.

ÍNDICE DE AUTORES

AUTORES

Md. Marco Fabricio Bombón Caizaluisa
Título de Médico otorgado por la Universidad Central del Ecuador.
Médico Residente de Cirugía y Emergencia en Clínica de Especialidades Médicas Inglaterra.
Ayudante Titular de Cátedra Universidad Central del Ecuador 2014-2016.
Prostatectomía

Md. Daniela Alejandra Pozo Gualpa
Título de Médico otorgado por la Universidad Central del Ecuador.
Médico Residente de Cirugía Plástica en Hospital De la Policía Quito No:1.
Litotricia

Md. Liliana Elizabeth Carrión Romero
Título de Médico otorgado por la Universidad Central del Ecuador.
Médico en libre ejercicio de la profesión.
Ayudante de Cátedra de Neurociencias 2012-2013, Universidad Central del Ecuador.
Disfunción Eréctil, Eyaculación Precoz

Md. Jorge Luis Arriaga Alcarras
Título de Médico otorgado por la Universidad Central del Ecuador.
Médico en libre ejercicio de la profesión.
Epididimitis, Prostatitis

Md. Johana Carolina Jumbo Atarihuana
Título de Médico General otorgado por la Escuela Superior Politécnica de Chimborazo.
Médico Residente de Ginecología y Emergencia en Clínica de Especialidades Médicas Inglaterra.
Litiasis Renal (Urolitiasis)

Md. Gema Adriana Alarcón Medina
Título de Médico otorgado por la Universidad Central del Ecuador.
Médico en libre ejercicio de la profesión.
Cáncer de Próstata

Md. Carolina Isabel Hernández Quimbiulco
Título de Médico otorgado por la Universidad Central del Ecuador.
Médico General en Funciones Hospitalarias Del Centro Clínico Quirúrgico Ambulatorio Hospital del Día IESS Cotocollao
Coordinadora del Área de Clínica de Crónicos del Centro Clínico Quirúrgico Ambulatorio Hospital del Día IESS Cotocollao, periodo Julio - Diciembre 2019.
Hiperplasia Prostática Benigna

ÍNDICE

PARTE 1
ENFOQUE CLINICO

Disfunción Eréctil, Eyaculación Precoz   15
Md. Liliana Elizabeth Carrión Romero

Epididimitis, Prostatitis   35
Md. Jorge Luis Arriaga Alcarras

Litiasis Renal (Urolitiasis)   45
Md. Johana Carolina Jumbo Atarihuana

Hiperplasia Prostática Benigna   59
Md. Carolina Isabel Hernández Quimbiulco

Cáncer de Próstata   77
Md. Gema Adriana Alarcón Medina

PARTE 2
ENFOQUE QUIRURGICO

Litotricia   93
Md. Daniela Alejandra Pozo Gualpa

Prostatectomía   105
Md. Marco Fabricio Bombón Caizaluisa

CAPÍTULO 1

DISFUNCIÓN ERECTIL Y EYACULACIÓN PRECOZ
Liliana Carrión Romero

Disfunción Eréctil.
Introducción
En los hombres la disfunción eréctil tiene que ver con la incapacidad para conseguir una erección o mantenerla con la suficiente firmeza durante las relaciones sexuales. (1)

Cabe precisar que, si bien un hombre o muchos hombres pueden haber tenido problemas de erección alguna vez en su vida, ello no significa que tienen un problema de salud. Quienes mantienen problemas continuos de disfunción eréctil, eso sí puede llegar a ser un problema, ya que les provoca estrés, ansiedad y desconfianza. Por otro lado, existen patologías subyacentes que pueden ser la causa de las disfunciones sexuales en el varón como dislipidemias, enfermedades cardiovasculares, mismas que, sin embargo, con un adecuado manejo se logra mejorar la capacidad sexual de los pacientes (1)
La función sexual normal es una interacción compleja que implica la participación tanto de la mente como del cuerpo. Los sistemas nervioso, circulatorio y endocrino interaccionan con la mente para producir una respuesta sexual adecuada. (2)

Definición
Las disfunciones sexuales en el varón son más comunes de lo que creemos es por eso que es importante diferenciar las diferentes patologías que engloban la disfunción sexual. (2)

La Disfunción Eréctil
Es la inhabilidad consistente o recurrente para obtener y/o mantener una erección peneana suficiente para la actividad sexual durante un periodo de al menos tres meses (3).

Disminución de la Libido
Es la disminución del deseo sexual hacia otro individuo. Depende de muchos factores psicológicos y funcionales que repercuten en la vida del que la padece. (3)

Trastornos de la Eyaculación
La eyaculación es la expulsión de esperma a través de la uretra, como

resultado de un mecanismo complejo que se inicia con la estimulación nerviosa hasta llegar al momento de la expulsión de semen en clímax sexual. Si hay alguna alteración en algún momento del proceso, es probable que se deba a un trastorno de eyaculación que, según su etiología y aparición, se dividen en eyaculación precoz, retrograda, anorgasmia, etc. (2)

Epidemiología

Se han realizado múltiples estudios acerca de disfunción eréctil, algunos de ellos tienen que ver con la población latinoamericana en relación a la prevalencia y correlación de la DE tomando en cuenta diversos escenarios culturales y étnicos. Se ha evidenciado que existen múltiples factores de riego que se relacionan directamente con la disfunción eréctil. La prevalencia global de disfunción eréctil fue de 3-76.5% el cual fue asociado directamente con el aumento de la edad. Se utilizaron encuestas del "Índice Internacional de Función Eréctil (IIEF) y del Estudio sobre el Envejecimiento Masculino de Massachusetts (MMAS), los cuales identifican una alta prevalencia de disfunción eréctil en hombres jóvenes. La disfunción eréctil se asoció también en un alto porcentaje con pacientes que han tenido eventos cardiovasculares. Además de que se constató que los hombres con este evento, tienen un mayor riesgo de mortalidad, es decir que la disfunción eréctil es un signo clínico de alta importancia que precede la probabilidad de un evento cardiovascular. (2,3)

Los hombres con disfunción eréctil tienen 1,33-6,24 veces más probabilidades de tener Hiperplasia Prostática Benigna que los hombres sin disfunción eréctil, y 1,68 veces más probabilidades de desarrollar demencia, con relación a los hombres sin disfunción eréctil. (2)

Etiología

La aparición de éste evento es multifactorial por lo que la disfunción eréctil se la debe manejar en quien la padece desde un contexto integral tanto sistémico como psicológico.

La disfunción eréctil mantiene una etiología según su presentación clínica con respecto a sus síntomas orgánicos o psicogénicos.

1. Orgánica
   i. Vasculogénica
      A. Arteriogénica
      B. Carvernosa
      C. Mixta
   ii. Neurogénica
   iii. Anatómica
   iv. Endocrinológica
2. Psicógena
   i. Generalizada
   ii. Situacional

Existen factores de riesgo congruentes con múltiples estudios, donde revela que la edad es un factor importante en cuanto a la aparición de disfunción eréctil (1)

Tabla 1. Causas multifactoriales de Disfunción eréctil (9)

Psicogénica	Ansiedad; depresión; bajo nivel económico; viudez
Tóxica	Tabaco, alcohol
Neurogénica	Mielopatías; disautonomías; neuropatías periféricas; demencia; enfermedad cerebrovascular
Hormonal/ endocrinológica	Hipogonadismo; hipertiroidismo; hipotiroidismo; hiperprolactinemia; DM
Vasculogénica	Aterotrombosis arterial; disfunción venosa
Farmacológica	Antihipertensivos, antidepresivos, hipnóticos, hormonales
Estructural	Enfermedad de Peyronie
Urológica	Secuelas de prostatectomía; síntomas del tracto urinario inferior
Sistémica	Enfermedad renal crónica, EPOC, neoplasias, cirrosis hepática, SAOS, HTA, hemocromatosis

Fuente Bibliográfica: Alonso Renedo F, Casas Herrero Á, Iráizoz Apezteguía I. Aspectos fisiopatológicos, clínicos y terapéuticos de la disfunción eréctil en el anciano. Revista Española de Geriatría y Gerontología. 2014;45(6): 343-349

Tabla 2. Fármacos involucrados en la aparición de Disfunción Eréctil

Tiazidas
Digoxina
Bloqueantes beta
Estatinas/fibratos
Antiarrítmicos
Espironolactona
Butirofenonas
Risperidona
Benzodiacepinas
Fármacos antiepilépticos clásicos
Inhibidores selectivos de la recaptación de serotonina
Inhibidores de la recaptación de serotonina y noradrenalina
Antidepresivos tricíclicos
Antihistamínicos
Opiáceos
Citostáticos
Levodopa
Finasteride
Flutamida/bicalutamida

Fuente Bibliográfica: Alonso Renedo F, Casas Herrero Á, Iráizoz Apezteguía I. Aspectos fisiopatológicos, clínicos y terapéuticos de la disfunción eréctil en el anciano. Revista Española de Geriatría y Gerontología. 2014;45(6): 343-349

Factores de riesgo
Edad
La Disfunción Eréctil está directamente relacionada a la edad ya que se

vincula con el envejecimiento de la persona, muchos estudios demuestran que la edad está estrechamente relacionada con cambios en la vascularidad del pene, a lo que se agregan patologías como diabetes, hipertensión arterial y patologías coronarias, aumentando así la probabilidad de Disfunción Eréctil (1)

Diabetes

La DE puede ser uno de los primeros síntomas en los pacientes con diabetes mellitus, esto se debe a que existen mecanismos que afectan la microvasculatura del pene, además los niveles de glucemia elevados sin controles y sin tratamiento elevan aún más la probabilidad de DE. (5)

Tabaquismo

El consumo de tabaco es uno de las principales causas de disfunción eréctil en el adulto joven, ya que el cigarrillo causa daño vascular endotelial, el cual a su vez aumenta el riesgo para enfermedad coronaria y enfermedad cerebrovascular. (5)

Tabla 3. Factores de riesgo en la aparición de disfunción Eréctil

1.Edad
2.Sobrepeso y Obesidad
3.Tabaquismo
4.Dislipidemia
5.Síndrome Metabólico
6.Enfermedades Cardiovasculares
7.Depresión

Fuente Bibliográfica: Ceballos M, Alvarez J, Silva J, Uribe J, Mantilla D. Guía de Disfunción eréctil. Revista de Urología de Colombia [Internet]. 2015 [cited 31 January 2020];(3):Oe85e1. Oe85e22. Available from: https://www.redalyc.org/pdf/1491/149143142010.pdf

Fisiopatología

La etiopatogenia de la Disfunción Eréctil es multifactorial como se predijo en el texto anterior por lo tanto la fisiopatología depende de cada actor etiológico de la misma (5, 6)

Diabetes Mellitus

En la diabetes Mellitus 2, al ser una enfermedad crónica, en su evolución, consta la neuropatía periférica, ésta actúa provocando una disminución en los reflejos necesarios para la erección, ocasionando una pérdida de la información sensitiva aferente que proviene de la estimulación de las terminales nerviosas del pene, por una conducción defectuosa de sus nervios cutáneos. (5, 6)

Además, la microangiopatía y la posterior arteriosclerosis de los grandes vasos pueden determinar una disminución del aporte sanguíneo, ocasionando ala vez un aporte deficiente de oxígeno en los tejidos, lo que conlleva a la disminución de las concentraciones de óxido nítrico con un incremento de la endotelina, que se manifiestan en alteraciones en la erección (6)

Hipertensión Arterial

Quienes tienen hipertensión arterial padecen de disfunción endotelial, la cual se ha convertido en sinónimo de actividad biológica reducida de óxido nítrico, siendo de gran importancia para la aparición de las enfermedades cardiovasculares y de la disfunción eréctil por causa vascular. Hoy se considera un síntoma temprano de lesión ateroesclerótica en vasos de menor calibre, que precede en 2-3 años, a las manifestaciones clínicas de un posible ECV. De ahí su importancia como síntoma "primario", lo que nos permite brindar una medida preventiva frente a las complicaciones de eventos cardiovasculares. (7)

Síndrome Metabólico

Como se sabe pacientes con síndrome metabólico presentan resistencia a la insulina, diabetes mellitus, obesidad e hiperlipidemias, se asocia a un síntoma en común, la Disfunción Eréctil, esto se debe a que se ha encontrado una asociación clara entre el SM y el déficit de testosterona. Por un lado, se ha evidenciado el aumento de la actividad aromatasa en la obesidad central, lo que estimula la conversión de testosterona a estradiol, mientras que, por otro lado, el tejido adiposo visceral provoca, mediante el fenómeno de lipotoxicidad, la liberación de factores pro inflamatorios al torrente sanguíneo. Fenómenos inflamatorios sistémicos inducen, en las células endoteliales la liberación de sustancias tróficas y vasoactivas como el óxido nítrico (NO), la prostraciclina, factores derivados del endotelio, todos ellos con efecto vasodilatador e inhibidor del crecimiento, de la inflamación y de la coagulación. Adicionalmente, también son capaces de sintetizar factores vasoconstrictores como el tromboxano produciendo así una lesión endotelial continua (8)

Clínica
Pocos pacientes son los que llegan a una consulta por problemas de disfunción sexual, por lo tanto, que se debe realizar una historia clínica adecuada y completa, para llegar a un diagnóstico y tratamiento asertivos. (1, 9)

Los síntomas más Comunes
- Incapacidad persistente de mantener una erección para la actividad sexual en un periodo no menor a 3 meses
- Ansiedad, estrés

Diagnóstico
El paciente debe ser abordado en un ambiente cómodo y confidencial, ya que, al ser un tema de carácter social, cultura y étnico, podríamos herir susceptibilidades y peor aún errar en el diagnóstico. (1)

Al momento de la anamnesis, la historia clínica debe enfatizar los factores de riesgo mencionados y centrarse en la información de la esfera sexual. La historia sexual indaga sobre la esfera del deseo, la eyaculación, la erección y la satisfacción global. Sin embargo no se debe olvidar la esfera psicoafectiva que muchas veces es la principal causa de disfunción eréctil en jóvenes adultos. Analizar profundamente los antecedentes patológicos personales como enfermedades crónicas, traumas, antecedentes de cirugías, radiación, enfermedades renales, incluso se debe preguntar acerca de medicación que éste utilizando el paciente en los últimos 6 meses, incluyendo medicación homeopática o naturista. (1)

Uno de los scores más utilizados es el Índice Internacional de Función Eréctil IIEF 5, el cual nos permite diagnosticar y clasificar la disfunción eréctil en leve, moderada o grave. (1)

Tabla 4. Cuestionario de Índice Internacional de Función eréctil - IIEF5

Pregunta 1. Durante los últimos 6 meses, ¿con qué frecuencia logró una erección durante las relaciones sexuales?
1. Casi nunca o nunca
2. Menos de la mitad de las veces
3. La mitad de las veces
4. Más de la mitad de las veces
5. Casi siempre o siempre

Pregunta 2. Cuando tuvo relaciones con estimulación sexual ¿con qué frecuencia la rigidez 23del pene fue suficiente para la penetración?
1. Casi nunca o nunca
2. Menos de la mitad de las veces
3. La mitad de las veces
4. Más de la mitad de las veces
5. Casi siempre o siempre
No hubo estimulación sexual

Pregunta 3. ¿Con qué frecuencia logró mantener la erección después de la penetración?
1. Casi nunca o nunca
2. Menos de la mitad de las veces
3. La mitad de las veces
4. Más de la mitad de las veces
5. Casi siempre o siempre
No he tenido relaciones sexuales

Pregunta 4. ¿Cuál fue el grado de dificultad para mantener la erección hasta completar la relación sexual?
1. Extremadamente difícil
2. Muy difícil
3. Difícil
4. Un poco difícil
5. No fue difícil
No he tenido relaciones sexuales

Pregunta 5. Las relaciones sexuales que ha tenido durante este tiempo ¿resultaron satisfactorias para usted?
1. Casi nunca o nunca
2. Menos de la mitad de las veces
3. La mitad de las veces
4. Más de la mitad de las veces
5. Casi siempre o siempre
No he tenido relaciones sexuales

Resultados del test: disfunción eréctil grave: de 5 a 10 puntos; disfunción eréctil media: de 11 a 15 puntos; disfunción eréctil ligera: de 16 a 20 puntos; función eréctil normal: de 21 a 25 puntos.

Fuente Bibliográfica: Ceballos M, Alvarez J, Silva J, Uribe J, Mantilla D. Guía de Disfunción eréctil. Revista de Urología de Colombia [Internet]. 2015 [cited 31 January 2020];(3):Oe85e1. Oe85e22. Available from: https://www.redalyc.org/pdf/1491/149143142010.pdf

Examen Físico
Se evalúa Signos clínicos de síndrome metabólico:
- IMC
- Perímetro abdominal
- Indicadores Cardiovasculares (presión arterial y pulso)

Examen neurológico básico
- Reflejo cremastérico y bulbocavernoso
- Sensibilidad perineal
- Reflejo rotuliano
- Fuerza muscular miembros inferiores

Otro de los signos que no se le ha dado mucha importancia, es buscar casos de híper prolactinemia, ya que se ha evidenciado que los niveles elevados de prolactina en adultos se encuentran en pacientes con niveles bajos de testosterona por retroalimentación negativa (1)

Exámenes De laboratorio
- Perfil Lipídico y glicemia:

- Nivel de Testosterona
- Prolactina: solo en casos de encontrar galactorrea, ginecomastia, disminución de la libido, defectos visuales, niveles bajos de testosterona
- TSH Y FT4: se ha comprobado que la disminución de libido y eyaculación precoz, se presenta en pacientes con Hipertiroidismo.(1)

La ecografía Doppler de pene solo se realizará bajo 3 criterios médicos: en caso de trauma, enfermedad de Peyronie y sospecha de enfermedad arterial directa. (4)

Tratamiento
El objetivo del tratamiento debe estar enfocado no solo en restaurar la erección sino también en la satisfacción sexual del paciente, por lo tanto, el tratamiento debe estar enfocado a los factores de riesgo y enfermedades asociadas subyacentes. (4)

1. Asesorar sobre cambios de estilo de vida (suspensión del consumo de alcohol y tabaco) y el incremento de la actividad física.
2. Remisión a los especialistas en casos de hipertensión, diabetes o depresión de aparición temprana y la integración y comunicación con ellos para establecer un tratamiento coordinado. (1, 2)

Disfunción Eréctil Psicógena
En pacientes que tengan una disfunción sexual de etiología psicogénica puede ser útil que tanto el individuo enfermo como su pareja reciban asesoramiento y educación al mismo tiempo que con la farmacoterapia. En general, la psicoterapia suele ser prolongada y continua (1). Se debe tener en cuenta la participación del psiquiatra en algunas situaciones especiales, como:

1. Disfunción eréctil primaria, sin causa orgánica aparente.
2. Fallas con los inhibidores de la PDE5 en ausencia de trastornos neurológicos y vasculares (evaluados por los especialistas correspondientes).
3. Antecedente de abuso sexual o trauma sexual en alguno de los miembros de la pareja.
4. Antecedente de un trastorno depresivo o del afecto no tratado. (2)

Farmacoterapia
Inhibidores de la fosfodiesterasa 5
Los inhibidores de la PDE5 son antagonistas competitivos de la acción de la PDE5 e inducen aumento intracelular de los niveles de GMP cíclico en el músculo cavernoso, lo que conlleva la relajación del músculo liso y la erección en respuesta al estímulo sexual. Los agentes más conocidos actualmente y que son de venta libre son sildenafilo, vardenafilo y tadalafilo. (2)
- Sildenafilo 50 mg diarios.
- Vardenafilo 20 mg 3 veces por semana.
- Vardenafilo 5 -10 mg diarios.
- Tadalafilo 10 mg, 30 minutos antes de la actividad sexual.
- Tadalafilo 5 mg diario. (9)

Eyaculación Precoz
Introducción
La eyaculación precoz es una de las disfunciones sexuales más comunes y presentadas con más frecuencia en la consulta de los médicos en la actualidad y que genera angustia al paciente y a su pareja, evitando así una satisfacción sexual adecuada. (10)

Es por esto que, en éste contexto, se busca realizar un enfoque integral para la atención al paciente. La eyaculación precoz es una alteración frecuente, con consecuencias psicosociales considerables por lo cual el tratamiento se enfoca en aumentar el tiempo del acto sexual y debe individualizarse en cada paciente. (10)

Definición
Por los diferentes contextos en los que se ha estudiado, aún existe controversia sobre el diagnóstico de esta enfermedad, aunque existe consenso sobre sus fundamentos que implican el reconocimiento de 3 aspectos (4):
1) El tiempo de latencia intravaginal eyaculatoria (IELT, tiempo entre la penetración hasta la eyaculación).
2) El control voluntario sobre la capacidad de retrasar la eyaculación.
3) La presencia o ausencia de ansiedad, que genera en el individuo temor a la aparición de este fenómeno.

Sin embargo, las diferentes definiciones aún no estandarizan un solo diagnóstico, por lo que para la Asociación de Urología Americana define la eyaculación precoz como una eyaculación que corre antes del tiempo deseado o inmediatamente después de la penetración y causa ansiedad al individuo y/o a su pareja. (4)

Epidemiología
Es un problema común que afecta a un 25-40% de los hombres, más común en los varones de entre los 25 y 45 años de edad, o en cualquier adulto varón en algún momento de su vida. La mayoría de las veces se debe a causas psicológicas, aunque puede haber factores orgánicos, como infecciones uretrales, desequilibrios hormonales o alteraciones. (9)

La eyaculación precoz es el trastorno sexual masculino más común, cuya prevalencia varía de 20-30% de los hombres que experimentan disfunción eréctil. (10)

Etiología
La eyaculación precoz suele aparecer de manera espontánea o por antecedente de algún trauma o patología subyacente, es por eso que su clasificación dependerá de su etiología:

1. Biogénica
- Por constitución neurológica: predisposición innata a eyacular rápidamente
- Por enfermedad física: prostatitis, infecciones urinarias y otras
- Debido a lesión física: daño medular y otros
- Por efecto secundario farmacológico a causa de retirada de ciertas drogas.

2. Psicogénica:
- Trastornos psiquiátricos crónicos: trastorno obsesivo-compulsivo, trastorno de ansiedad generalizada.
- Angustia psicológica por dificultades psicológicas transitorias
- Trastorno de la relación: conflictos de la relación de pareja no resueltos
- Déficit de habilidades psicosexuales: ausencia de experiencia y habilidades sexuales. (11)

Grafico 1. Clasificación de la eyaculación precoz según inicio de la aparición de síntomas:

Clasificación	Característica
Grupo I o Eyaculación prematura primaria.	Pacientes que presentan durante toda su vida descontrol, con IELT siempre menor a 1 minuto en relación con todas sus parejas sexuales. Responde bien a tratamientos farmacológicos y terapias combinadas.
Grupo II o Eyaculación primaria adquirida	Probable origen médico (prostatitis, hipertiroidismo, IAM, disfunción eréctil, etc.) o psicológico (cambio de pareja, problemas de relación familiar) y que presentan un inicio súbito. Responden bien a terapias sexuales o farmacológicas.
Grupo III o Eyaculación primaria Naturalmente variable	Ocurren episodios intercalados de control y descontrol. Corresponde a crisis pasajeras de ansiedad. Responde a Psicoterapia
Grupo IV o Eyaculación que simula ser prematura	Individuos con IELT normales cuyas expectativas superan a sus logros, ya sea por deformaciones culturales o problemas psicológicos. Se aconseja sólo el consejo sexual

Fuente Bibliográfica: Sarquella Geli J, Roberto Vilches P, Cristian Palma C. Trastornos de la eyaculación. Revista Médica Clínica Las Condes. 2014;25(1):129-137

Fisiopatología

El mecanismo por el que se origina la eyaculación precoz es aún desconocido, sin embargo, existen teorías que pueden explicar la alteración, una de ellas es que la eyaculación es regulada por un reflejo espinal, que a su vez es controlado centralmente por receptores sensoriales y vías nerviosas aferentes, áreas motoras y sensoriales y el generador espinal de la eyaculación, ubicado entre las vértebras T12-L2 de la médula espinal. (10)

Este complejo sistema de señalización incluye: neurotransmisores serotoninérgicos, dopaminérgicos, oxitocinérgicos y receptores opioides. (10)

De las investigaciones realizadas, dentro de los receptores que interfieren en el proceso de la eyaculación, son los antagonistas y agonistas específicos del receptor de la serotonina, el rol de este último neurotransmisor en la inhibición. Waldinger informa sobre su investigación en ratones de laboratorio, donde se evidencia que existe una hiposensibilidad de los receptores 5-HT2c (post-sinápticos, que median la acción de la serotonina y aumentan la latencia eyaculatoria) y una hipersensibilidad de los 5-HT1a (pre sinápticos, que inhiben la secreción de la serotonina y prolongan la latencia) (4). Sin embargo, aún no existen estudios suficientes en humanos que demuestren antagonistas o agonistas específicos. Por lo tanto, también se mantiene al margen la teoría de que puedan existir polimorfismos relacionados con el gen transportador de la serotonina (SLC6A4, SERT) situado en el cromosoma 17, lo que ha acentuado el interés sobre una teoría genética y biológica. (4)

Clínica

Los pacientes que acuden a la consulta por presentar eyaculación precoz, presentan una personalidad un tanto tímida o incluso sintomatología de un paciente con ansiedad, de todas maneras, el cuadro clínico se lo identificará mediante la entrevista y la historia clínica. Se deberá enfatizar en la esfera sexual del paciente, así como preguntar sobre al tiempo de relación sexual, tiempo de la eyaculación desde la primera erección, si presenta ansiedad o presión para mantener relaciones sexuales, antecedentes de trauma o uso de medicación en los últimos 6 meses. (4)

Muchos pacientes jóvenes acuden al médico preocupados por su eyaculación precoz aunque mantienen sintomatología de infecciones de transmisión sexual. La infección por Clamidia se ha visto en más del 80% en pacientes que presentan eyaculación precoz. Por lo cual es importante abarcar no solo desde el punto de vista psicogénico sino también orgánico, en busca de patologías adyacentes. (5)

Diagnóstico

Para un correcto diagnóstico, lo más importante es el interrogatorio propuesto en la entrevista con el paciente y la elaboración de la historia clínica.

1. Precisar cuándo y dónde ocurre la eyaculación: en el juego previo, al momento de la penetración, antes de la penetración
2. Importante es saber si eyaculan espontáneamente sin pensamientos sexuales y en situaciones ajenas a cualquier tipo de actividad sexual.
3. Si logra controlar la eyaculación (pensamientos distractores)
4. Si hay condición de abstinencia: trabajo fuera del lugar de residencia, prisión u otras condiciones que pudieran propiciar la abstinencia.
5. Detectar si existe disfunción eréctil.

Exámenes Complementarios
•Exámenes indispensables: glicemia y parcial de orina.
•Pruebas neurofisiológicas: reflejo bulbocavernoso, cremastérico, potenciales evocados somato sensoriales.

Tratamiento
Si bien en cierto, la eyaculación precoz mantiene una etiología psicológica, sin embargo las actuales guías refieren que no se debe realizar como primera línea de tratamiento la psicoterapia ya que como se explicó, su fisiopatología proviene de un intercambio de receptores neurosensitivos, implícitamente la serotonina. Por lo cual el tratamiento de primera línea será el tratamiento farmacológico.

1) Inhibidores Selectivos de la re Captación De Serotonina (ISRS)
Su mecanismo de acción es inhibir re captación en la brecha sináptica de la serotonina y a nivel somatodendrítica, con lo que aumenta la neurotransmisión total de 5-HT central y la activación de los receptores postsinápticos 5-HT, específicamente 5-HT1B y 5-HT2C para generar un efecto inhibitorio global en la eyaculación. (10)

• Sertralina (25 – 200 mg/d).
• Paroxetina (20-40 mg/d).
• Fluoxetina (10-60 mg/d).

Dapoxetina: Es uno de los inhibidores de la receptación de serotonina más eficaz para el tratamiento de eyaculación precoz. Un estudio demostró que la dosis inicial de 30 a 60mg diarias mejoró entre un 50 y 85% en la eyaculación precoz en adultos entre los 18 y 46 años. Su efecto se alcanza dentro de la primera hora en que fue administrado. (10)

2)Inhibidores de la Fosfodiesterasa Tipo 5 (PDE5i)
Estos fármacos evidencian que en pacientes que mantengan eyaculación precoz y disfunción eréctil, por medio de su mecanismo, el aumento de la liberación de óxido nítrico, reducción del tono simpático y dilatación del músculo liso del conducto deferente y las vesículas seminales, ayudan en el tratamiento de ambas patologías combinadas. (10, 11)

3)Tramadol
Es un fármaco analgésico opiáceo que ha demostrado, en varios estudios randomizados y meta-análisis, su seguridad y eficacia en el tratamiento de esta condición. Se indica que su uso aumenta significativamente el IELT y los resultados en evaluaciones de satisfacción sexual (11)

4) Antidepresivos Tricíclicos
Los antidepresivos tricíclicos inhiben el trasporte de serotonina y norepinefrina, por lo tanto aumentan la concentración de serotonina y norepinefrina en la brecha sináptica y retrasan la eyaculación a través de la actividad en los receptores 5-HT. La clomipramida administrada de manera diaria en dosis de 25 a 50mg diarios tuvo mayor efecto en el tiempo de latencia de eyaculación intravaginal que la fluoxetina o la sertralina. (10, 11)

5)Anestésicos Locales
Los anestésicos locales estabilizan la membrana, inhibiendo los canales de sodio controlados por voltaje, con lo que disminuye la trasmisión sináptica e hipersensibilidad neuronal, y aumenta el umbral eyaculatorio. La crema con lidocaína-prilocaína (EMLA) se aplica 20-30 minutos antes del coito; algunos estudios señalan que aumenta significativamente el tiempo de latencia de eyaculación intravaginal. (10)

BIBLIOGRAFÍA

1. Ceballos M, Alvarez J, Silva J, Uribe J, Mantilla D. Guía de Disfunción eréctil. Revista de Urología de Colombia [Internet]. 2015 [cited 31 January 2020]; (3):Oe85e1. Oe85e22. Available from: https://www.redalyc.org/pdf/1491/149143142010.pdf
2. Kessler A, Sollie S, Challacombe B, Briggs K, Van Hemelrijck M. The global prevalence of erectile dysfunction: a review. BJU International. 2019;124(4): 587-599.
3. Moya F. Caracterización epidemiológica de población con disfunción eréctil y análisis de sus factores de riesgo cardiovascular y grado de disfunción eréctil en un centro cuaternario. Revista Chilena de Urología [Internet]. 2016 [cited 31 January 2020]; (volumen 81):19-24. Available from: https://www.revistachilenadeurologia.cl/urolchi/wp-content/uploads/2016/07/06_Trabajos-originales_Caracterizacion-epidemiológica_Ed02_20161.pdf
4. Sarquella Geli J, Roberto Vilches P, Cristian Palma C. Trastornos de la eyaculación. Revista Médica Clínica Las Condes. 2014;25(1):129-137.
5. Figueroa Garcia J, Pérez-Patraca A. Asociación del control glucémico con la disfunción eréctil en pacientes diabéticos. Revista Mexicana de Urología [Internet]. 2017 [cited 27 January 2020];:5-11. Available from: https://www.medigraphic.com/pdfs/uro/ur-2017/ur171b.pdf
6. López M C, Heredia V M, González H R, Rosales P E. Disfunción eréctil en portadores de diabetes mellitus tipo 2 en edad productiva. Revista médica de Chile. 2013;141(12):1555-1559.
7. Diosdado-Figueiredo M, Balboa-Barreiro V, Pértega-Diaz S, Seoane-Pillado T, Pita-Fernández S, Chantada-Abal V. Disfunción eréctil en pacientes con hipertensión arterial. Riesgo cardiovascular e impacto en su calidad de vida. Medicina Clínica. 2019;152(6):209-215.
8. Sáenz Medina J, Carballido Rodríguez J. Aspectos fisiopatológicos implicados en la patología urológica asociada al síndrome metabólico. Revisión bibliográfica. Actas Urológicas Españolas. 2016;40(5):279-287.
9. Alonso Renedo F, Casas Herrero Á, Iráizoz Apezteguía I. Aspectos fisiopatológicos, clínicos y terapéuticos de la disfunción eréctil en el anciano. Revista Española de Geriatría y Gerontología. 2014;45(6):343-349.
10. Carrillo-Córdova L, Rodríguez-Valle E, Rodríguez-Robles A, VitarSandova J, Carrillo-Córdova J, Obregón-Aguilar A et al. Eyaculación precoz: revisión de la patología y actualidades en el tratamiento. Revista Mexicana de Urologia. 2020;77(4):328-335.
11. Puentes Rodríguez Y, Blanco E. Diagnóstico y tratamiento de la eyaculación precoz. Revista Sexología y Sociedad. 2016;(2):149-165.

CAPÍTULO 2

EPIDIDIMITIS, PROSTATITIS
Jorge Luis Arriaga Alcarras

Introducción

La prostatitis es una enfermedad benigna común de la glándula prostática. La prostatitis afecta a hombres de todas las edades, especialmente al grupo de mediana edad. Ambos tienen alta incidencia que oscila de 3 a 16% en Europa, Norteamérica y Asia. (1)

Se estima que la prostatitis bacteriana aguda comprende aproximadamente el 10% de todos los casos de prostatitis. La mayoría de las infecciones de prostatitis bacteriana aguda se adquieren en la comunidad, pero algunas ocurren después de los procedimientos de manipulación transuretral, como la cateterización uretral y la cistoscopia, o después de una biopsia de próstata transrectal. (2)

Definición

La prostatitis es la inflamación de la glándula prostática que ocasiona principalmente molestias miccionales. (1) La prostatitis bacteriana aguda se asocia con infección del aparato urinario inferior, con sepsis y es un diagnóstico común en la práctica clínica; la prostatitis bacteriana crónica se asocia con infecciones recurrentes del aparato urinario. (2)

Epidemiología

La prostatitis es el diagnóstico urológico con más frecuencia en varones. La prevalencia es de alrededor del 2-16% y forma parte del 8% en las consultas urológicas (3). Es la infección urinaria más frecuente en el varón entre la segunda y cuarta décadas de la vida. (1) (2)

Etiología

Los uropatógenos responsables de las prostatitis agudas son bacterias gramnegativas: Escherichia coli que es la causa más frecuente (80%), Klebsiella, Enterobacter, Proteus, Serratia y Pseudomonas. Bacterias Grampositivas: Enterococcus faecalis, Staphylococcus epidermidis y Corynebacterium seminale. (4)-(5) En las formas crónicas, las bacterias responsables son las Grampositivas; Escherichia coli sólo representa el 9%. Entre los microorganismos de transmisión sexual se puede citar a Chlamydia trachomatis, Mycoplasma hominis, Ureaplasma urealyticum y Trichomonas vaginalis. (5)

Fisiopatología

Los microorganismos invaden la uretra y conductos prostáticos para llegar a los acinos. La reacción inflamatoria puede dar lugar a la formación de microabscesos ocasionando un absceso prostático. La entrada de microorganismos en los conductos prostáticos se ve favorecida por las maniobras endoscópicas, sondeo urinario y prácticas sexuales de riesgo. Las otras vías de infección son la hematógena y linfática. La inmunodeficiencia puede agravar una prostatitis aguda o favorecer su aparición. (5)

Clínica

El cuadro a menudo se presenta con síntomas irritativos: disuria, frecuencia urinaria, urgencia urinaria y síntomas obstructivos: micción incompleta, esfuerzo para orinar, flujo débil; además los pacientes pueden referir dolor suprapúbico, rectal o perineal, así como síntomas sistémicos: fiebre, escalofríos, náuseas, emesis y malestar general. (5)

Prostatitis Aguda: La prostatitis aguda se manifiesta como un síndrome febril de inicio súbito: temperatura de 40 °C, escalofríos, cefalea, mialgias, polaquiuria, disuria, y dolor con la eyaculación o hemospermia. El tacto rectal revela una próstata tensa, dolorosa a la palpación, caliente y edematizada. El edema prostático agudo por lo general se asocia a la obstrucción de la vía urinaria. El análisis de orina con tira reactiva indica la presencia de nitritos, leucocitos y sangre. Las prostatitis agudas bacterianas simples se tratan de forma ambulatoria; en caso de prostatitis complicada, es necesario hospitalizar al paciente. (7)

Prostatitis Crónica: es una causa importante de persistencia de bacterias en la vía urinaria (7), suele presentarse como molestias perineales o genitales, síntomas irritativos (polaquiuria, tenesmo, escozor) y episodios de ITU recurrentes causados por el mismo organismo. En el líquido prostático hay más de 10 leucocitos por campo de gran aumento y macrófagos que contienen cuerpos ovales grasos. El tratamiento debe estar guiado por los cultivos tanto de orina como de fluido obtenido por masaje prostático y prologarse entre 4-16 semanas. (6)

Diagnóstico

Es fundamental el interrogatorio y la exploración física, en donde debe incluir un examen abdominal para detectar una vejiga distendida, un examen genital y rectal, así como también pruebas complementarias: análisis de orina, urocultivo y estudio de secreción prostática. (7) tabla 1.

En hombres menores de 35 años que son sexualmente activos, y en hombres mayores de 35 años que participan en conductas sexuales de alto riesgo, se debe obtener una tinción de Gram de hisopos uretrales, un cultivo de secreción uretral o una prueba de amplificación de ADN para evaluar: Neisseria Gonorrhoeae y Clamydia Trachomatis. La prueba de orina antes y después del masaje prostático (conocida como prueba de 2 o 4 vasos Meares-Stamey) es útil para diagnosticar trastornos crónicos de próstata y pelvis; sin embargo, tales pruebas no deben realizarse en pacientes con sospecha de prostatitis bacteriana aguda porque el masaje prostático aumenta el riesgo de bacteriemia y, posteriormente, de sepsis. (6)

Tabla 1 Diagnóstico De Prostatitis

A. Criterios Diagnósticos	
Criterios clínicos	1. Prostatitis aguda. Comienzo agudo. Síntomas generales (fiebre, vómitos, sepsis) y urinarios (disuria, polaquiuria, tenesmo vesical, tenesmo rectal, dolor local). 2. Prostatitis crónica. Curso insidioso (>3 meses). Dolor genitourinario (disfunción eréctil, molestias al eyacular). Tacto rectal variable (tumefacción, dolor).
Criterios microbiológicos	1. Prostatitis aguda. Urocultivo y/o hemocultivos. Diagnóstico fundamentalmente clínico. 2. Prostatitis crónica. El urocultivo fraccionado (extraído antes y después de practicar masaje prostático), debe demostrar un incremento > 10 veces en las UFC/ml aisladas y > 10 leucocitos/campo en la muestra postmasaje.
B. Pruebas Diagnósticas	
Aguda	– Hemocultivos y urocultivo. – En general no están indicadas las pruebas de imagen. Sin embargo, cuando en el paciente persiste la fiebre tras 72h de tratamiento apropiado, debe realizarse ecografía prostática o TAC de pelvis para descartar abscesos prostáticos.

Crónica	1. Prueba simplificada de Níkel (prueba pre y postmasaje). Urocultivo cuantitativo y examen microscópico antes y después del masaje prostático (10 ml orina chorro medio y 10 ml orina postmasaje). 2. Cultivo de semen poco adecuado (riesgo de contaminación). 3. No se recomienda pruebas de imagen, PSA ni biopsia.

Fuente: La próstata: generalidades y patologías más frecuentes. Revista de la Facultad de Medicina de la UNAM 2019

Tratamiento

Los antibióticos deben ajustarse según los resultados de cultivo y sensibilidad, cuando estén disponibles. Los hombres menores y mayores de 35 años deben ser tratados con regímenes que cubran Neisseria Gonorrhoeae y Clamydia Trachomatis. Los pacientes con factores de riesgo de resistencia a los antibióticos requieren terapia intravenosa con regímenes de amplio espectro debido a la alta probabilidad de complicaciones. La duración de la terapia con antibióticos para las infecciones leves suele ser de 10 a 14 días (con una extensión de dos semanas si el paciente sigue sintomático), o cuatro semanas para casos graves. (3)

Prostatitis Aguda: El germen más habitual es Escherichia coli. Durante la inflamación aguda, los antibióticos penetran adecuadamente, pero una vez que esta cede, la penetración es más pobre. Entre los antimicrobianos empleados para el tratamiento, se encuentra las fluoroquinolonas, por ser las que mejor difunden el tejido prostático. (3,6)

Prostatitis Crónica: Cuando se encuentra a un paciente con datos de prostatitis crónica y signos inflamatorios en el líquido prostático, pero sin historia documentada de ITU y con cultivos negativos, el cuadro se denomina prostatitis crónica no bacteriana. En ocasiones el responsable puede ser Ureaplasma Urealyticum o Mycoplasma hominis, pudiendo ser tratados estos casos con doxiciclina o eritromicina, sobre esta sospecha. (8) tabla 2

Tabla 2 Régimen antibiótico para Prostatitis Aguda

Grupo	Régimen primario	Régimen alternativo
A	Ceftriaxona dosis única de 250 mg por vía intramuscular, o dosis única de Cefixima, 400 mg por vía oral seguido de doxiciclina, 100 mg por vía oral dos veces al día durante 10-14 días	
B	Ciprofloxacina 500 mg por vía oral dos veces al día durante 10 a 14 días o Levofloxacino 500 a 750 mg por vía oral diariamente durante 10 a 14 días	Trimetoprim / sulfametoxazol, 160/800 mg por vía oral dos veces al día durante 10 a 14 días.
	Manipulación transrectal: resistencia a las fluoroquinolonas y Escherichia coli productora de betalactamasas de espectro extendido Piperacilina / tazobactam, 3.375 g IV cada 6 horas más aminoglucósidos (gentamicina, 7 mg por kg IV o amikacina, 15 mg por kg IV cada 24 horas)	Ertapenem, 1 g IV cada 24 horas o Imipenem / cilastatina, 500 mg IV cada 6 horas
	Exposición a fluoroquinolonas: resistencia a fluoroquinolonas Piperacilina / tazobactam, 3.375 g IV cada 6 horas o Ceftazidima, 2 g IV cada 8 horas o Cefepima, 2 g IV cada 12 horas	Ceftriaxona, 1 g IV cada 24 horas o Ertapenem, 1 g IV cada 24 horas

Fuente: Prostatitis bacteriana aguda: diagnóstico y tratamiento. American family physician 2016

Epididimitis Orquitis y Orquiepididimitis
Definición
La epididimitis, orquitis y la orquiepididimitis ocasionan inflamación del epidídimo, testículo y testículo/epidídimo respectivamente. (9)

Etiología y Epidemiología
La Epididimitis es la segunda causa más frecuente de inflamación del escroto, siendo más habitual en los adolescentes, sin embargo, la epididimitis aguda puede afectar a pacientes de cualquier edad (10). Es diferente de acuerdo a la edad del paciente, por ejemplo: en la edad pediátrica la causa más frecuente es la infección viral, en adolescentes por lo general son las bacterias coliformes, en adultos sexualmente activos son la Chlamidya Trachomatis y Neisseria Gonorrea, en adultos mayores con patología obstructiva urinaria o manipulación por instrumentación reciente son frecuentes la infección por Escherichia coli y Pdeudomona. (11)

Clínica
Los síntomas principales son típicamente dolor escrotal unilateral e hinchazón del epidídimo, asociado en algunos casos a hidrocele reactivo; además puede existir fiebre (10)

En la mayoría de los casos, la infección afecta primero al epidídimo antes de ascender y llegar al testículo, hasta el 90% de los pacientes para llegar a desarrollar "epididimoorquitis" En el caso de orquitis cursa con inflamación testicular, más común en la adolescencia. Suele ser de causa viral (rubeola, coxsackie, echovirus, parvovirus) y con menos frecuencia bacteriana (brucelosis). (11)

Diagnóstico
En pacientes jóvenes, es esencial descartar la torsión testicular. Si bien no se sugiere la ecografía escrotal en casos con agrandamiento epididimario simple, es beneficioso para la evaluación de casos graves, incluida la formación de abscesos e infartos testiculares secundarios, así como aquellos casos con grandes hidroceles que impiden una palpación adecuada.(12) Dado que la epididimitis aguda generalmente resulta del ascenso bacteriano, la identificación de patógenos en la orina juega un papel clave en el

diagnóstico, por lo tanto se debe realizar una tira reactiva de orina y, en caso de ser positiva, realizar urocultivo con antibiograma. (12)

En los pacientes que mantengan relaciones sexuales, se hará un exudado uretral con tinción de Gram, PCR para Neisseria gonorrhoeae y Clamydia Trachomatis, serología de sífilis y VIH. De manera similar al manejo de la epididimitis, en la Orquitis se debe realizar una tira reactiva de orina y, en los casos en que sea positiva, urocultivo con antibiograma. (10)

Tratamiento
En la Epididimitis incluye reposo relativo evitando actividad física, antinflamatorios, asociando antibioterapia según el germen sospechado. En la Orquitis el tratamiento es conservador con reposo y antinflamatorios. (10) tabla 3

Tabla 3 Tratamiento de Epididimitis

Reposo relativo evitando actividad física + antinflamatorios por vía oral	
Tira de orina negativa	No requiere tratamiento antibiótico.
Tira de orina con leucocituria y nitritos positivos	Cefuroxima axetilo 250 mg cada 12 horas, vía oral, durante 7 días.
Sospecha de epididimitis de transmisión sexual	Ceftriaxona 250 mg, intramuscular, dosis única + Doxiciclina 100 mg cada 12 horas, durante 10 días.

Fuente: Trastornos urológicos en el varón adolescente. Revista de Formación Continua de la Sociedad Española de Medicina de la Adolescencia. 2019

BIBLIOGRAFÍA

1. Coker, T. J., & Dierfeldt, D. M. (2016). Acute Bacterial Prostatitis: Diagnosis and Management. American family physician, 93(2), 114–120.
2. Zhang, L., Wang, Y., Qin, Z., Gao, X., Xing, Q., Li, R., Wang, W., Song, N. y Zhang, W. (2020). Correlación entre prostatitis, hiperplasia prostática benigna y cáncer de próstata: una revisión sistemática y metaanálisis. Journal of Cancer, 11 (1), 177-189. https://doi.org/10.7150/jca.37235
3. Torres León K. Prostatitis, Revista Médica Sinergia, ISSN 2215-4523 Vol.2 Num: 1 pp:26 – 31 Enero 2017 [fecha de acceso 10 de enero de 2020]. URL disponible en: https://www.medigraphic.com/pdfs/sinergia/rms-2017/rms171e.pdf.
4. Zhang R, Sutcliffe S, Giovannucci E, et al. Lifestyle and Risk of Chronic Prostatitis/Chronic Pelvic Pain Syndrome in a Cohort of United States Male Health Professionals. J Urol 2015;194(05):1295–1300
5. Secretaría de Salud. GPC: Diagnóstico y Tratamiento del Cáncer de Próstata en un Segundo y tercer Nivel de Atención. México 2010. [fecha de acceso 10 de enero de 2020]. URL disponible en: http://www.cenetec.salud.gob.mx/descargas/gpc/CatalogoMaestro/021_GPC_ CaProstata/SSA_021_08_EyR.pdf
6. Verze P, Cai T, Lorenzetti S. The role of the prostate in male fertility, health and disease. Nat Rev Urol 2016;13(07):379–386
7. Rouprêt M, Phé V. Prostatitis y epididimitis. Tratado de Medicina Descargado para Universidad Nacional Autónoma de México, de: ClinicalKey.es por Elsevier noviembre 2017.
8. Grupo CTO. Manual CTO de Urología.10.a ed. Madrid. CTO Editorial, 2018.
9. A. Robles Rodríguez, T.R. Garibay Huarte, E. Acosta Arreguín et al. La próstata: generalidades y patologías más frecuentes. Revista de la Facultad de Medicina de la UNAM, Julio-Agosto 2019; 62(04):51-54.
10. Puerta Suárez J, Cardona Maya W, Prostatitis: revisión de una patología enigmática y su relación con la fertilidad masculina, Revista Urología Colombiana 2017. [fecha de acceso 10 de enero de 2020]. URL disponible en: https://www.researchgate.net/publication/325369874_Prostatitis_revision_de_una_patologia_enigmatica_y_su_relacion_con_la_fertilidad_masculina
11. Zhang R, Sutcliffe S, Giovannucci E, et al. Lifestyle and Risk of Chronic Prostatitis/Chronic Pelvic Pain Syndrome in a Cohort of United States Male Health Professionals. J Urol 2015;194(05):1295–1300
12. Espinoza Vega ML. Trastornos urológicos en el varón adolescente. ADOLESCERE Revista de Formación Continuada de la Sociedad Española de Medicina de la Adolescencia. Madrid Septiembre-Octubre 2019; VII (3): 45-50.
13. Guía de Práctica Clínica. Diagnóstico y Tratamiento de Orqiepididimitis, Epididimitis y Orquitis en niños y adultos, México 2011. [fecha de acceso 11 de enero de 2020]. URL disponible en: [http://www.saludbc.gob.mx/wpcontent/uploads/2011/02/IMSS_039_08_EyR.pdf].
14. Vera Michel, Adrian Pilatz, Mark P Hedger, Andreas Meinhardt Asian J Androl. 2015 Sep-Oct; 17(5): 756–763.

CAPÍTULO 3

LITIASIS RENAL (UROLITIASIS)
Jumbo Atarihuana Johana Carolina

Introducción

La urolitiasis se caracteriza por la aparición de cálculos en el aparato urinario comprendido como riñones, uréteres y vejiga, que son capaces de provocar dolor, obstrucción, hemorragia o infección. Su incidencia es del 10%, siendo mayor en hombres que en mujeres (10,6 y 7,1% respectivamente, afecta a un grupo etario extenso, con factores que pueden influir en su aumento en determinados lugares. Los factores de riesgo incluyen: edad, sexo, raza, clima, ocupación, ingesta de agua y hábitos nutricionales. (1)

En el Ecuador en 2014, las enfermedades del tracto urinario representan la quinta causa de morbilidad en la población general, siendo la urolitiasis la más frecuente. Según datos del Instituto Nacional de Estadísticas y Censos, en el Ecuador en el año 2014 se reportaron 12.125 casos, con predominio en el sexo masculino (6.516 casos). En la provincia de Pichincha se registraron 3.379 casos. (2)

Su diagnóstico aparece como hallazgo en controles rutinarios de salud o a través del síndrome de cólico renal, cuadro característico y de consulta frecuente en los servicios de urgencia. Su etiología no está del todo definida, siendo las hipótesis más aceptadas, las alteraciones excretoras del riñón sumada a factores ambientales y hábitos. El estudio incluye exámenes de laboratorio para descartar complicaciones como infecciones e insuficiencia renal. Las imágenes determinan el volumen de la litiasis, su ubicación y densidad, para decidir de qué manera resolver el caso, ya sea de manera espontánea o activa mediante distintos tipos de intervenciones quirúrgicas. (3)

Definición

La urolitiasis también llamada litiasis renal o nefrolitiasis es una enfermedad causada por la presencia de cálculos (litiasis, masas duras, "piedras") en el interior de la vía urinaria (riñones, parénquima renal, cálices, pelvis, uréteres y vejiga), habitualmente riñón y en menor frecuencia en vejiga. (4)

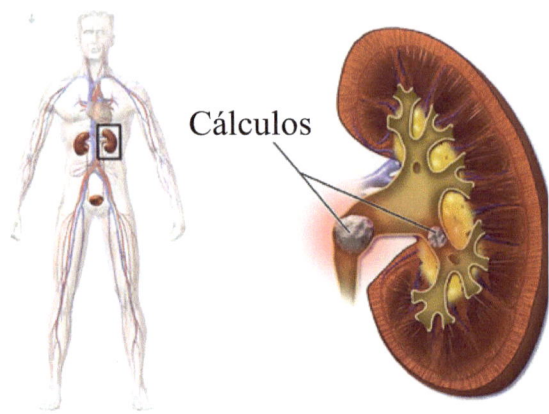

Cálculos

El cólico nefrítico es la forma de presentación más común y aparece cuando el cálculo se desprende o se rompe, depositándose en el sistema colector del riñón, lo cual aumenta la presión intraluminal y provoca el cuadro doloroso. (5,6)

Epidemiología

La urolitiasis es la tercera enfermedad urológica más común después de la infección urinaria y la enfermedad prostática. Su prevalencia varía entre el 2 y 20% en todo el mundo y parece relacionarse con las características geográficas y socioeconómicas de las diferentes poblaciones. (7)

Durante las últimas dos décadas se ha producido un aumento significativo en la frecuencia de la patología urolitiásica especialmente en países occidentales. La litiasis renal es una patología sumamente frecuente, de tal manera que aproximadamente, del 5-12% de la población de los países industrializados padece algún episodio sintomático antes de los 70 años de edad, con una incidencia algo inferior en Asia (1-5%) (8)

La incidencia de litiasis renal aumenta después de los 20 años, y es máxima entre los 40 y los 60 años en hombres, mientras que las mujeres tienen una incidencia bimodal, con un segundo pico después de los 60 años (quizá debido a la pérdida del efecto protector de los estrógenos). La recurrencia en la formación de cálculos en personas no tratadas es del 15% en un año, alrededor del 50% al cabo de 5 años y del 80% a los 25. El 60-70% se solucionan espontáneamente (expulsión del cálculo) y el 30-40% restante precisa actuación urológica, entendiendo como tal la litotricia extracorpórea, cirugía endoscópica, cirugía abierta o combinaciones de ellas. (6-8)

Las litiasis más frecuentes (80%) son las cálcicas, mayoritariamente de oxalato cálcico, pero hasta el 40% son mixtas (oxalato y fosfato cálcico). (6-8) (Tabla 1)

Tabla 1. Composición de diferentes cálculos renales

tipo	Frecuencia (%)
Calcio	70 – 88
- Oxalato de calcio	36 – 70
- Fosfato de calcio	6 – 20
- Mixtos	11 – 31
Fosfato amónico de magnesio (estruvita)	6 – 20
Ácido úrico	6 – 17
Cistina	0.5 – 3
Misceláneos	1 – 4

Fuente: Buitrago C, Restrepo C. Nefrología Básica 2. Capítulo 39. Aproximación médica al paciente con urolitiasis. Colombia. La Patria S.A; 2016. p 383-391.

Etiología

Existen diferentes tipos de cálculos renales y las causas de la litiasis renal depende del tipo de cálculo. Estos se forman cuando la orina contiene una gran cantidad de ciertas sustancias que forman cristales. Estos cristales pueden convertirse en cálculos durante semanas o meses. Los más comunes son los cálculos de calcio y en ocasiones el calcio puede combinarse con otras sustancias para formar el cálculo. (9)

Se han identificado tres vías que conducen a la formación de los cálculos (Tabla 2):

1. Sobrecrecimiento de las placas intersticiales de apatita (como en el caso de la formación idiopática de cálculos de oxalato cálcico, el hiperparatiroidismo primario, o en la oxalosis).
2. Depósitos en forma de cristales en los túbulos (casi todas las causas de litiasis)
3. Cristalización libre en solución (como en el caso de la cistinuria e hiperoxaluria). (9)

Tabla 2. Composición de las litiasis

Composición de las litiasis	Frecuencia	Etiología	Radiología
Oxalato cálcico	55-60%	Idiopática / Hipercalciuria / Hiperuricosuria	Radiopacas
Fosfato cálcico	10-15%		Radiopacas
Ácido úrico	6%	Idiopática / Hiperuricemia	Radiolúcidas
Estruvita (fosfato amónico magnésico)	15%	Infecciones por gérmenes productores de ureasa	Poco radiopacas
Cistina	1-3%	Genética (cistinuria)	Poco radiopacas
Drug-stones		Ej.: indinavir	Radiolúcidas

Fuente: Sarroca M, Arada A. Litiasis renal. AMF 2015;11(6):314-323.

Factores Predisponentes

En la mayoría de cálculos no se identifica una causa clara ni enfermedad de base subyacente, no obstante, se han descrito los factores predisponentes.

Extrínsecos
- Los meses cálidos, favorecen la aparición de cálculos y los sujetos que trabajan en ambientes calurosos tienen mayor riesgo de desarrollarlos, también los que tienen oficios que no permiten una hidratación frecuente o facilidades para el uso del baño.
- Factores dietéticos:
  - Una baja ingesta hídrica que condicione una diuresis por debajo de 1 litro. El descenso en la producción de orina provoca supersaturación de esta con sales formadoras de litiasis.
  - Los suplementos de calcio parecen aumentar el riesgo de litiasis.
  - El aumento de la ingesta de proteínas animales (dietas hiperproteicas, o

culturistas que toman suplementos) incrementa el riesgo de litiasis.
- Dietas ricas en sal (alimentos procesados), porque contribuyen a la hipercalciuria.
- Múltiples fármacos favorecen la formación de litiasis: alopurinol, diuréticos de asa (litiasis cálcicas), antiácidos, corticoides, teofilinas, aspirina, vitamina D y la quimioterapia (litiasis úricas).
- Otros favorecen la formación de cálculos de origen medicamentoso: sulfamidas, nitrofurantoína e indinavir (inhibidor de la proteasa indicado en el tratamiento del virus de la inmunodeficiencia humana [VIH], que forma litiasis compuestas principalmente por el fármaco) (4,6,9)

Intrínsecos
- Los antecedentes familiares de litiasis multiplican por tres el riesgo de padecerlas. En pacientes con cólicos recurrentes, hasta el 25% tienen antecedentes familiares.
- Obesidad. El índice de masa corporal (IMC) y la circunferencia abdominal están asociados al riesgo de litiasis, sobre todo en mujeres.
- La diabetes mellitus (DM), la hipertensión arterial (HTA) y el síndrome metabólico son un factor de riesgo. La resistencia a la insulina incrementa la absorción intestinal y la excreción renal de calcio.
- Hipercalcemia por cualquier causa: hiperparatiroidismo primario (hasta el 5% de pacientes con cólico nefrítico), inmovilización prolongada, neoplasias, sarcoidosis, enfermedad de Paget.
- Hipertiroidismo.
- Gota. Multiplica por dos el riesgo de litiasis (tanto de ácido úrico, como de oxalato cálcico).
- Enfermedades malabsortivas: enfermedad inflamatoria intestinal, resección ileal o by-pass yeyuno-ileal, diarrea crónica y abuso de laxantes.
- Enfermedades renales: acidosis tubular renal tipo I, o anomalías anatómicas: riñón en esponja, riñón en herradura, riñón poliquístico, divertículo caliceal, obstrucción de la unión pieloureteral, estenosis ureteral, cirugía renal previa.
- Enfermedades genéticas: cistinuria, hiperoxaluria primaria, síndrome de Lesch-Nyhan, fibrosis quística.
- Las infecciones recurrentes del tracto urinario u orinas colonizadas por gérmenes productores de ureasa (Proteus, Klebsiella, Providentia,

Pseudomonas o Enterococcus) son la base en la etiopatogenia de las litiasis de estruvita. Usualmente crecen ocupando una gran parte del sistema colector, formando los cálculos de Staghorn. (4,6,9)

Fisiopatología
La secuencia de eventos en la formación de cualquier cálculo urinario incluye: la saturación urinaria, la supersaturación, la nucleación, el crecimiento de los cristales, la agregación de los cristales, retención de los cristales y finalmente la formación del cálculo. Normalmente estos cristales pasan a través del tracto urinario sin problemas, sin embargo, ocasionalmente cuando son muy grandes pueden causar obstrucción del sistema de drenaje del riñón que puede resultar en dolor severo, sangrado, infección o falla renal y obligan al paciente a consultar a un servicio de urgencias. (7,9)

Hay distintas teorías sobre el proceso de formación de cálculos. Una de ellas propone que el lito se forma cuando alguna sal normalmente soluble (por ejemplo, oxalato cálcico) sobresatura la orina, comienzan a formarse cristales y si estos son suficientemente grandes pueden fijarse al urotelio (generalmente en la porción terminal de los túbulos colectores) para luego crecer lentamente. Otra teoría supone que la formación de litos se inicia en el intersticio medular, luego se forman las placas de Randall en la papila, sobre la cual seguirían depositándose los cristales de oxalato o de fosfato de calcio. (7,9)

Durante el tránsito de la orina por el riñón se pueden formar partículas tan grandes que pueden ser retenidas y que sirven como núcleo para la formación de futuros cálculos. (7,9)

En la práctica clínica, la hipersaturación puede ser el resultado de cualquier aumento en la excreción de disolventes en la orina (por ejemplo, calcio, oxalatos, cistina) o una reducción en el volumen de la orina debido a una disminución en la ingesta de líquidos o la pérdida extrarrenal de líquidos. (7,9)

Clínica

La mayoría de las litiasis diagnosticadas de forma incidental, permanecen asintomáticas en un seguimiento de 3 a 5 años, pero si empiezan a desplazarse a través del uréter, pueden causar una obstrucción aguda parcial o completa que produce el cólico nefrítico. (6,9)

El síntoma principal es el dolor, que se presenta más a menudo durante la mañana (por un aumento significativo en la concentración urinaria). Suele ser de tipo cólico (usualmente dura entre 20 y 60 minutos), de inicio súbito, unilateral, muy intenso y no mejora con el reposo. Se localiza en la fosa lumbar y se irradia en sentido descendente anterior siguiendo el trayecto ureteral hasta la vejiga, los genitales externos e incluso la cara interna del muslo. El paciente suele mostrarse agitado y característicamente se sujeta la fosa renal. (6,9)

La irradiación del dolor orienta sobre la localización del cálculo, pero no es diagnóstica:

- Si el cálculo está alojado en la porción superior del uréter, el dolor puede irradiarse al testículo.
- Si el cálculo se encuentra en la porción media, el dolor puede simular una apendicitis o una diverticulitis, según el lado.
- Si el cálculo está en el uréter distal, pueden aparecer síntomas de irritabilidad vesical (polaquiuria, disuria y tenesmo).
- Las litiasis ubicadas en la pelvis renal pueden provocar dolor de baja intensidad o intermitente ubicado en el flanco. (6,9)

El segundo síntoma más frecuente es la hematuria. No obstante, su presencia o ausencia no permiten confirmar o excluir el diagnóstico.

Otros síntomas asociados son:
- Náuseas y vómitos, por estimulación del plexo celíaco. Son muy comunes, su ausencia debería hacer dudar del diagnóstico.
- Estreñimiento por íleo reflejo.
- Puede existir febrícula, pero la fiebre nunca forma parte de la clínica del cólico nefrítico no complicado. (6,9)

Exploración Física
La percusión suave del lado afecto es positiva. El abdomen permanece blando y depresible, sin signos de peritonismo y con cierto timpanismo por íleo reflejo.

Debería realizarse una exploración genital completa: en el hombre, el testículo no es doloroso a la palpación. En la mujer, el examen pélvico será normal. (grado de recomendación C). (6,9)

Diagnóstico
El diagnóstico se realiza ante la presencia de uno o varios cólicos nefríticos. No obstante, el diagnóstico de urolitiasis no se puede confirmar si no se tiene la evidencia de la formación o expulsión de un cálculo. (8,9) Se puede diagnosticar por los siguientes medios:

Laboratorio: Al menos un 70% de los pacientes con cólico renal presentarán hematuria microscópica o macroscópica. Esto se puede demostrar con un recuento microscópico o con una tira reactiva de orina que ha demostrado ser un método barato y comparable con la microscopía. La leucocituria puede estar presente debido a la reacción inflamatoria producida por la litiasis y no necesariamente por una infección agregada, siendo la tira reactiva de alta sensibilidad y especificidad. Por otro lado, la presencia de nitritos es indicativa de infección bacteriana, pero puede no ser detectada con la tira reactiva. (3,9)

Creemos que, en lo posible, debe realizarse un Hemograma y una Proteína C reactiva para descartar una infección agregada que puede no ser clara en la historia ni en el examen de orina debido a una obstrucción importante de la vía urinaria. Por otro lado, es importante evaluar la función renal para realizar exámenes de imagen. (3,9)

Imágenes: La evaluación por imágenes es fundamental para realizar un diagnóstico preciso y así plantear las opciones de tratamiento. Las imágenes nos informan de la ubicación, tamaño, relación con otros órganos y dureza de la litiasis. (Figura A) La radiografía renal y vesical simple nos puede ayudar a identificar litiasis radiopacas previo a una litotripsia extracorpórea, no es no es capaz de identificar litiasis radio lúcidas (ácido úrico). (Figura B) El uso del ultrasonido o "ecografía" para el diagnóstico de litiasis, es un método no invasivo, rápido, sin exposición a radiación ionizante que nos informa sobre el grado de obstrucción de la vía urinaria y puede identificar litiasis radio lucidas sobre todo en el riñón y la vejiga. Tiene una sensibilidad de 45% y especificidad de 94% en litiasis ureterales. (Figura C)

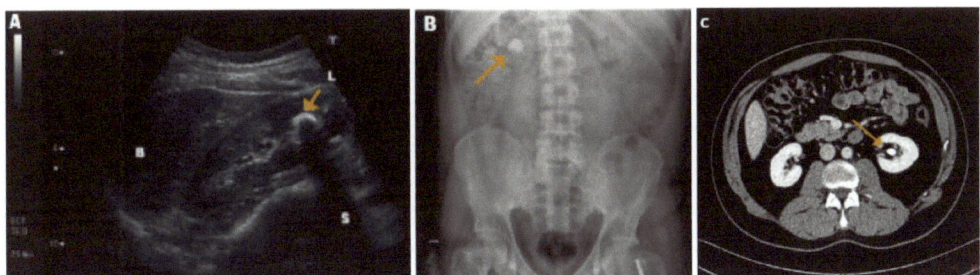

La tomografía computarizada sin contraste y (Figura D) la URO TAC es el mejor estudio radiológico en los casos en que la ecografía junto con la radiografía no resultan concluyentes. (3, 4,9)

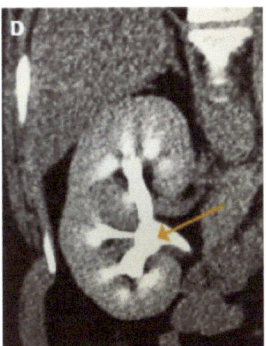

Análisis de la litiasis: El paciente debería filtrar la orina para capturar la litiasis con una gasa, una media de nailon o un papel con filtro (p. ej., filtro de café). Es útil para confirmar el tipo de litiasis y facilitar el tratamiento específico preventivo si procede (grado de recomendación C). (6,9)

Tratamiento
Tratamiento médico
Los cálculos menores de 5 mm, asintomáticos, no requieren tratamiento alguno, excepto una alta ingesta de líquidos para evitar su crecimiento y la advertencia al paciente que pueden dar origen a un cólico renal, para lo cual

debe estar preparado con medicamentos. (4,8,9)

Los cálculos mayores de 5 mm, o aquellos que independientemente de su tamaño son sintomáticos, deben ser tratados en primera instancia con los antiinflamatorios no esteroidales (AINE) son los más efectivos en el tratamiento del cólico renal incluso comparado con opioides. El uso de AINE en bolo endovenoso (EV) es una excelente primera opción en vez de opioides. Es frecuente el uso de antiespasmódicos endovenosos y por vía oral (VO) lo que suele ser contraproducente en el caso del tratamiento expulsivo ya que inhibe el peristaltismo ureteral, y aumenta el íleo intestinal causado por reflejo vagal. Posterior al cuadro agudo, el uso de AINE (EN o VO) asociado a paracetamol alternado es una excelente opción cuando se decide tratamiento expulsivo ambulatorio. El uso de este tipo de fármacos debe evitarse en pacientes con insuficiencia renal, intolerancia o antecedente de hemorragia digestiva alta y ser prudentes en pacientes con antecedentes cardiovasculares. Aunque existe controversia, hay evidencias que, en el caso de decidir un tratamiento conservador expulsivo en una litiasis ureteral distal, el uso de alfa-bloqueadores (Tamsulosina 0,4mg al día) puede reducir el dolor, especialmente en litiasis de mayor tamaño. Su grado de recomendación es A (4,8,9)

Tratamiento Quirúrgico
Los cálculos ureterales del tercio superior y medio que requieran tratamiento quirúrgico por su ubicación, tamaño, sintomatología o grado de obstrucción, deben tener como primera opción la litotripsia in situ. Si los cálculos producen una obstrucción muy severa o un tamaño mayor de 2 cm, la primera opción deberá ser la ureterolitotomía endoscópica. Esta recomendación corresponde a evidencias de nivel III, por lo tanto, su grado de recomendación es C. (4,6,9)

El tratamiento quirúrgico de los cálculos localizados en el tercio inferior de uréter, el de primera elección es la ureterolitotomía endoscópica. En segunda línea está la litotripsia extracorpórea y la última alternativa es la cirugía abierta. Evidencia nivel III con una recomendación grado B. (4,6,9)

BIBLIOGRAFÍA

1. Funes P et al. Riesgo litogénico en pacientes con urolitiasis en Paraguay. Rev Med Chile 2016; 144: 716-722.
2. INEC. Anuario de Estadísticas Hospitalarias Camas y Egresos. Quito: Dirección De Estadísticas Sociodemográficas; 2014. 234. Disponible en: http://www.ecuadorencifras.gob.ec/documentos/ web-inec/Estadisticas_Sociales/Camas_Egresos_Hospitalarios/ 49 Publicaciones-Cam_Egre_Host/Anuario_Camas_Egresos_ Hospitalarios_2014.pdf.
3. Susaeta R y cols. Diagnóstico Y Manejo De Litiasis Renales En Adultos Y Niños. REV. MED. CLIN. CONDES - 2018; 29(2) 197-212.
4. Ferrer S, Pérez D. Actualización en el Tratamiento de la Litiasis Renal. Butlletí d'informació terapèutica. BIT.2018; Vol. 29 / núm. 4; 21-28.
5. Buitrago C, Restrepo C. Nefrología Básica 2. Capítulo 39. Aproximación médica al paciente con urolitiasis. Colombia. La Patria S.A; 2016. p 383-391. Disponible en: http://asocolnef.com/formacion-2/formacion/libro-nefrologia-basica-2/ y http://asocolnef.com/wp-content/uploads/2018/03/Cap39.pdf.
6. Sarroca M, Arada A. Litiasis renal. AMF 2015;11(6):314-323.
7. García-Perdomo et al. Fisiopatología asociada a la formación de cálculos en la vía urinaria. Urol Colomb.2016;25(2):109-117.
8. García García MP, Luis Yanes MI. Litiasis renal. España-Madrid: Lorenzo V, López Gómez JM (Eds) Nefrología al Día; [Actualizado 11/12/2019]. Disponible en: https://www.nefrologiaaldia.org/es-articulo-litiasis-242 y https://www.nefrologiaaldia.org/es-articulo-litiasis-renal-242.
9. Morata J, Morata L. Vómitos y dolor abdominal: a veces nos pueden sorprender. Rev Pediatr Aten Primaria. 2017; 19:367-71.

CAPÍTULO 4

HIPERPLASIA PROSTÁTICA BENIGNA
Carolina Isabel Hernández Quimbiulco

Introducción

La hiperplasia prostática (HPB) es una entidad prevalente en la consulta de atención primara y el primer motivo de consulta urológica por el hombre, el médico general o familiar se encuentra en condiciones para realizar la pesquisa de hipertrofia prostática benigna (HPB) y síntomas del tracto urinario inferior, efectuar los estudios diagnósticos iniciales e iniciar el tratamiento médico en los casos sin complicaciones. (1)

Definición

El término de hiperplasia prostática benigna desde el punto de vista clínico puede significar cualquiera de los siguientes hallazgos:

a) "Detección microscópica de la hiperplasia, es decir la proliferación del estroma y el epitelio".
b) "Crecimiento de la próstata detectado por el examen rectal digital o por ultrasonido".
c) "Un grupo de síntomas asociados con la hiperplasia prostática y definidos con el termino síntomas del tracto urinario inferior".

Las diferentes definiciones surgen porque el tamaño de la próstata no siempre está relacionado con los síntomas, así el termino de HPB implica uno ó más de los hallazgos ya mencionados. Aunque la hiperplasia prostática benigna es la causa más común de los síntomas del tracto urinario inferior, estos pueden presentarse en otras patologías. (2)

Epidemiología

La hiperplasia prostática benigna es una neoplasia benigna de la glándula prostática de causa desconocida. El 50% de los hombres de 60 años y el 90% de los de 85 años tienen evidencia microscópica de HPB; sin embargo, solo el 50% de los pacientes con este hallazgo histológico tendrá un agrandamiento macroscópico de la glándula y, cerca del 50% de éstos desarrollará síntomas. (3)

El primer diagnóstico en el cual se debe pensar ante un paciente mayor de 50 años que consulta por síntomas obstructivos y/o irritativos de varios meses de evolución es la hiperpolasia prostática benigna. Según la historia natural de la enfermedad suele ser una entidad de buen pronóstico, que progresa en forma lenta y cuyas complicaciones graves son excepcionales. (3)

Etiología
Existen varios factores de riesgo entre los más importantes se encuentran la edad y la presencia de testículos funcionantes. Entre otros factores de riesgo se encuentran la raza (más frecuentes en negros americanos y menos en razas oriental), historia familiar de HBP y factores dietéticos. (4)

Se debe informar a los pacientes que la edad, la obesidad, niveles altos de colesterol, glucosa y el síndrome metabólico como tal constituyen factores de riesgo para el desarrollo de hiperplasia prostática benigna. (5)

Pueden existir diversas causas que pueden generar síntomas de tracto urinario inferior, y que no necesariamente se relacionan con la hiperplasia prostática benigna, de ahí radica la importancia de realizar una adecuada historia clínica que incluya anamnesis, examen físico y análisis de sintomatología. Dentro de estas patologías podemos mencionar: Vejiga hiperactiva, poliuria nocturna, infecciones de tracto urinario, prostatitis, detrusor hipoactivo, tumor vesical, litiasis ureteral, estenosis uretral, disfunción neurógena vesical, cuerpo extraño, secuelas uretrales post enfermedad de transmisión sexual, consumo de tóxicos (alcohol, tabaco) y fármacos (diuréticos). (6)

Fisiopatología
En diversos estudios se relaciona la hiperplasia prostática a una proliferación de las células prostáticas que deriva de una disminución, con la edad, de la proporción testosterona/estrógenos. Se produce un aumento en la tasa de conversión de testosterona a dehidrotestosterona por la 5-alfarreductasa y la acumulación de dehidrotestosterona produce la proliferación de las células y, por último, la hipertrofia de la glándula. (4)

El aumento del tamaño de la próstata puede ocupar total o parcialmente la luz de la uretra y obstruir el cuello vesical, con lo que se originan los síntomas obstructivos mecánicos. Por otro lado, el estímulo de los neurorreceptores alfa, de concentración elevada en el tejido prostático, provoca un incremento de la presión en el interior de la uretra y origina los síntomas funcionales. (4)

Se puede relacionar los síntomas de hiperplasia prostática benigna, con el componente obstructivo de la próstata, o con la respuesta secundaria de la vejiga a la resistencia a la salida. (6)

La hiperplasia prostática benigna inicia predominantemente en la zona de transición periuretral, a diferencia del cáncer de próstata, que tiende a ocurrir en zonas más periféricas. (6)

Clínica

En la práctica ambulatoria es frecuente la consulta de hombres por síntomas secundarios a la hiperplasia prostática. Los síntomas del tracto urinario inferior consisten en un conjunto de síntomas obstructivos e irritativos que se presentan en forma crónica y variable según grado de afectación del paciente a lo largo del tiempo. Los síntomas obstructivos incluyen la dificultad para iniciar la micción, la disminución de la fuerza y del calibre del chorro miccional, el goteo postmiccional y la sensación de vaciamiento incompleto, tenemos vesical. Los síntomas irritativos comprenden la urgencia miccional, la polaquiuria y la nocturia. La disuria también se considera un síntoma irritativo, pero los pacientes con HPB raramente se quejan de disuria, excepto cuando tienen una infección urinaria sobre agregada. (3)

Diagnóstico

Los estudios utilizados permiten hacer el diagnóstico, controlar la evolución y la progresión de la enfermedad, plantear el tratamiento y orientar al pronóstico.

La evaluación clínica tiene dos objetivos principales:

- Hacer el diagnóstico diferencial, puesto que el origen de los síntomas del tracto urinario inferior en el hombre tienen un origen multifactorial y puede deberse a diferentes condiciones.

- Definir el perfil clínico del paciente para decidir el mejor tratamiento, así como detectar y corregir factores de riesgo. (5)

Historia Clínica

Es fundamental elaborar una historia médica detallada e identificar potenciales causas y comorbilidades significativas, que incluye enfermedades médicas (HTA, diabetes, etc.) y neurológicas. Así también es necesario conocer tratamientos farmacológicos, estilos de vida, aspectos emocionales y psicológicos. (5)

Dentro de los fármacos, cobran especial importancia, los antidepresivos, diuréticos por aumento de la frecuencia miccional, broncodilatadores, antihistamínicos disminuyen la contractilidad vesical, anticolinérgicos y adrenérgicos. (5)(7)

Existen cuestionarios validados para objetivar la severidad de los síntomas y evaluar la respuesta al tratamiento, por ejemplo, el International Prostate Symptom Score (IPSS). En la práctica clínica, este cuestionario se reserva al ámbito académico y para estudios de investigación, ya que es subutilizado por los urólogos clínicos.(5)

Tabla Nº1 Evaluación Internacional de Síntomas de la Próstata (IPSS)

	Nunca	Menos de 1 en 5 veces	Menos de la mitad del tiempo	Alrededor de la mitad del tiempo	Más de la mitad del tiempo	Casi siempre
1. Vaciado Incompleto. Durante el mes pasado, ¿Con qué frecuencia ha tenido la sensación de que la vejiga no se vacía complemente después de terminar de orinar?	0. ☐	1. ☐	2. ☐	3. ☐	4. ☐	5. ☐
2. Frecuencia. Durante el mes pasado. ¿Con qué frecuencia ha tenido que volver a orinar en menos de dos horas después de haber terminado de orinar?	0. ☐	1. ☐	2. ☐	3. ☐	4. ☐	5. ☐
3. Intermitencia. Durante el mes pasado. ¿Con qué frecuencia se dio cuenta de que había parado y continuado varias veces cuando orinaba?	0. ☐	1. ☐	2. ☐	3. ☐	4. ☐	5. ☐
4. Urgencia. Durante el mes pasado. ¿Con qué frecuencia ha encontrado difícil el posponer el deseo de orinar?	0. ☐	1. ☐	2. ☐	3. ☐	4. ☐	5. ☐
5. Chorro Débil. Durante el mes pasado. ¿Con qué frecuencia ha tenido el chorro urinario débil?	0. ☐	1. ☐	2. ☐	3. ☐	4. ☐	5. ☐
6. Esfuerzo. Durante el mes pasado. ¿Con qué frecuencia ha tenido que pujar o hacer un esfuerzo para comenzar a orinar?	0. ☐	1. ☐	2. ☐	3. ☐	4. ☐	5. ☐
7. Nicturia. Durante el mes pasado, generalmente. ¿Cuántas veces se ha levantado durante la noche para orinar desde el momento en que se acostó hasta que se levantó por la mañana?	Ninguna ☐	1 vez por noche ☐	2 veces por noche ☐	3 veces por noche ☐	4 veces por noche ☐	5 veces por noche ☐
Total						

Puntuación Total del IPSS
1 a 7 = Sintomatología leve / 8 a 19 = Sintomatología moderada / 20 a 35 = Sintomatología grave

Pregunta	Encantado	Muy satisfecho	Más bien satisfecho	Tan satisfecho como insatisfecho	Más bien insatisfecho	Muy insatisfecho	Fatal
Vaciado incompleto ¿Cuántas veces ha tenido la sensación de no vaciar completamente la vejiga al terminar de orinar?	0. ☐	1. ☐	2. ☐	3. ☐	4. ☐	5. ☐	6. ☐

Su puntuación a la pregunta de "calidad de vida" no debería añadirse a su puntuación total del IPSS.

Fuente: Diagnóstico y Tratamiento de los Síntomas del Tracto Urinario Inferior no neurogénicos asociados a crecimiento prostático. Guía de Evidencias y Recomendaciones: Guía de Práctica Clínica. México, Instituto Mexicano del Seguro Social. [en línea.] 2018. [fecha de acceso enero 2020]. URL Disponible en: http://www.imss.gob.mx/sites/all/statics/guiasclinicas/176GER.pdf.

Examen Físico

El examen debe enfocarse en el hipogastrio por medio de la palpación para descartar globo vesical, periné y genitales. Evaluar el meato uretral por eventual descarga y/o estenosis, la presencia de fimosis o de un tumor en el pene. Es aconsejable realizar una evaluación neurológica básica. (5)

El tacto rectal permite objetivar el tamaño de la próstata, el tono del esfínter y descartar un eventual cáncer de próstata, debe valorarse el tamaño, la definición de los límites, la consistencia, la movilidad, la presencia de nódulos y si existe dolor a la palpación. (7)

El tono del esfínter anal puede orientarnos a una enfermedad neurológica. Debe también pesquisarse la presencia de masas rectales o de un fecaloma. (5)

Figura 1. Tacto Rectal

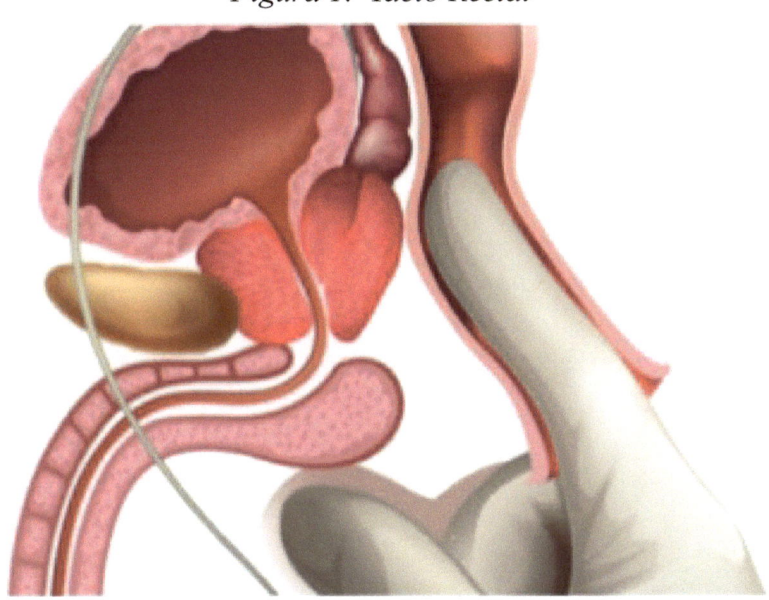

Fuente: Donderis R. ¿Para qué sirve el tacto rectal? Blog Dr. Ricardo Donderis. [Internet].[citado 27 de abril 2018] URL disponible en: http://www.clinicaurologicadrdonderis.com/sirve-tacto-rectal/

Exámenes Básicos de Laboratorio

Dentro de los exámenes básicos de laboratorio se incluye:

Examen de Orina Completa: Para detección de infección urinaria, hematuria, proteinuria y presencia de cilindros. (5)

Antígeno Prostático Específico (APE): El antígeno prostático específico (APE) es una glucoproteína producida por las células epiteliales de la zona prostática luminal. Se lo analiza más comúnmente cuando se efectúa la pesquisa de cáncer de próstata, pero también es útil para orientar el tratamiento de la HPB. (9)

Permite sospechar un cáncer prostático, sin embargo, la elevación del APE no es sinónimo de un cáncer. Enfermedades inflamatorias, infecciosas, traumáticas, hiperplasia prostática benigna entre otras pueden elevar el APE. (5)

A continuación se indican los valores de APE para la edad

Tabla N°2. Antígeno Prostático Específico de acuerdo a la edad

EDAD	40-49	50-59	60-69	70-79	80-89
VALOR	0 – 2.5 ng/ml	0 – 3.5 ng/ml	0 -4.5 ng/ml	0 – 6.5 ng/ml	0 -11 ng/ml

Fuente: Diagnóstico y Tratamiento de los Síntomas del Tracto Urinario Inferior no neurogénicos asociados a crecimiento prostático. Guía de Evidencias y Recomendaciones: Guía de Práctica Clínica. México, Instituto Mexicano del Seguro Social. [en línea.] 2018. [fecha de acceso enero 2020]. URL Disponible en: http://www.imss.gob.mx/sites/all/statics/guiasclinicas/176GER.pdf.

Los valores de PSA establecidos para detectar volúmenes prostáticos mayores de 30 cc según la edad serían:
• 1,4 ng/ml en hombres de 50-59 años.
• 1,5 ng/ml en hombres de 60-69 años.
• 1,7 ng/ml en hombres de 70-79 años.

Ante valores confirmados de PSA entre 4-10 ng/ml se aconseja determinar PSA libre y PSA libre/PSA total. (9)

Exámenes complementarios:
Creatininemia
Permite evaluar la función renal, ya que pacientes con hiperplasia prostática benigna pueden tener hidronefrosis, retención urinaria crónica e insuficiencia renal post renal. Si la creatinina plasmática está elevada, se recomienda realizar una ecografía renal. (5)

Uroflujometría
Consiste en evaluar y objetivar el flujo urinario de manera no invasiva. La uroflujometría se puede realizar en el estudio inicial de un paciente con síntomas de tracto urinario inferior y en todo paciente previo a cualquier tratamiento. Evalúa el flujo urinario durante la micción y se la recomienda en la evaluación por el especialista.(5) Los estudios

urodinámicos pueden ayudar a diferenciar entre ambas entidades. La uroflujometría puede ser útil para seleccionar los candidatos a cirugía, ya que los pacientes con flujo urinario máximo de 15 ml/segundo o más tienen menores tasas de buenos resultados quirúrgicos. (1)

Residuo Post Miccional (RPM):
Puede ser evaluado con una ecografía vesical o con un equipo denominado bladder scan (equipo de ultrasonido que permite objetivar el volumen residual, pero sin imagen). También es posible evaluarlo a través de un cateterismo. Un RPM elevado puede deberse a una obstrucción infravesical o a una mala contractilidad del detrusor. En general, se acepta como normal o fisiológico un RPM de hasta el 10% del volumen vesical, o hasta 50cc. (5)

Cartilla Miccional:
Consiste en registrar el horario y volumen de cada micción en 24 horas, por 1a 3 o más días. Es útil en la evaluación de pacientes que orinan más de 3 lt al día o cuando la diuresis nocturna es mayor a un tercio del volumen diario. (5)

Imágenes
Ecografía Pelviana o Transrectal: La ecografía pelviana masculina (o vésico-prostática) o transrectal permite evaluar la capacidad vesical, el grosor de las paredes de la vejiga, el tamaño de la próstata y el vaciamiento vesical. El tamaño de la próstata predice la progresión de los síntomas y el riesgo de complicaciones. (5)

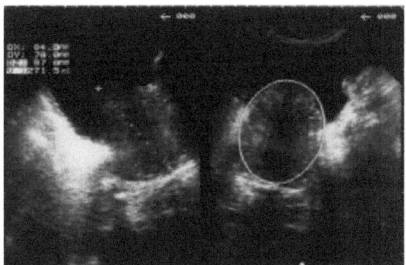 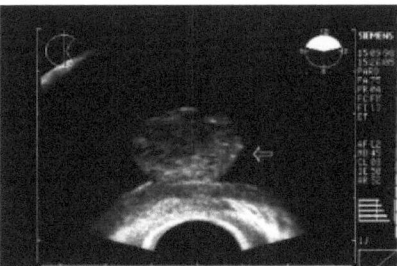

Figura 2. Ecografía abdominal sección longitudinal (izquierda) y transversal (derecha). Hipertrofia prostática benigna trilobulada con lóbulo de crecimiento intravesical y dos laterales. (10)

Figura 3. Ecografía transrectal. Sección transversal. Hipertrofia prostática benigna con lóbulo medio prostático de crecimiento intravesical (flecha). (10)

FUENTE: Navas R, Sanz E, Arias F, et al. Diagnóstico y seguimiento de la hipertrofia prostática benigna mediante ecografía. Archivos Españoles de Urología. [en línea], 2006. [fecha de acceso 20 de febrero 2020]. No. 59. URL disponible en: http://scielo.isciii.es/scielo.php?script=sci_arttext&pid=S0004-06142006000400005

Otros Estudios
Los siguientes estudios no están indicados en forma rutinaria para la evaluación de los pacientes con STUI.

Ecografía Renal:
La ecografía renal no está recomendada en todos los pacientes con síntomas de tracto urinario inferior. Sí está indicada en pacientes con un gran residuo postmiccional, con hematuria o historia de litiasis.(5)

Estudio Flujo/Presión (F/P): Es un estudio invasivo, que permite objetivar la obstrucción infravesical, caracterizada por un aumento de la presión del detrusor y un flujo urinario bajo, durante la micción. El principal objetivo de este estudio urodinámico es explorar los mecanismos funcionales de los síntomas de tracto urinario inferior e identificar factores de riesgo de mala respuesta a los tratamientos. (5)

Cistoscopía: Este examen debe realizarse en pacientes con síntomas de tracto urinario inferior y que se sospeche alguna patología uretral o vesical (como estenosis uretral, cálculos vesicales, hematuria o cáncer vesical), y previo a algún tratamiento quirúrgico o mínimamente invasivo, en los cuales los hallazgos cistoscópicos hagan cambiar la conducta terapéutica. (5)

Tabla N°3. Pruebas Diagnósticas para Hiperplasia Prostática

Pruebas Diagnósticas
Pruebas muy recomendadas durantes la evaluación inicial -Historia clínica -Cuantificación de los síntomas. Cuestionario I-PSS y valoración de la calidad de vida. -Exploración física y tacto rectal -Análisis de orina.
Pruebas recomendadas -Valoración de la función renal -Antígeno prostático específico (PSA) -Registro del índice de flujo -Residuo posmiccional -Diario miccional.
Pruebas opcionales -Estudios de presión/flujo -Estudios de imagen de la próstata mediante ecografía transabdominal o transrectal -Estudios de imagen de la vía urinaria superior mediante ecografía o urografía intravenosa -Endoscopia del tramo urinario inferior.

Fuente: Rosas M. Hiperplasia benigna de la próstata. Offarm. Elsevier. [en línea]. 2006.[fecha de acceso 25 de enero de 2020]. No 25. URL Disponible en: https://www.elsevier.es/es-revista-offarm-4-pdf-13094133

Tratamiento

Los hombres con síntomas de tracto urinario inferior no complicados leves o moderados, son adecuados para someterse a manejo expectante.

Es habitual que este tipo de tratamiento incluya los siguientes componentes: educación, vigilancia periódica y asesoría sobre los hábitos de vida. El manejo expectante es una opción viable para muchos hombres, ya que tan solo unos pocos que no reciban tratamiento, evolucionarán a una retención urinaria aguda y a complicaciones tales como insuficiencia renal y cálculos. Así mismo, los síntomas de algunos hombres pueden mejorar espontáneamente, mientras que los de otros permanecen estables durante muchos años.

En pacientes con sintomatología moderada o severa, y en aquellos con complicaciones, está indicado el tratamiento médico y/o quirúrgico. (7)

Medidas No Farmacológicas

- Reducir el consumo de líquidos total o por la tarde en los pacientes con polaquiuria o nicturia.
- Disminuir al mínimo el consumo de irritantes vesicales como alcohol y cafeína.
- Abandonar el tabaquismo.
- Los pacientes con edema de miembros inferiores que sufren nicturia, deben usar medias compresivas o mantener elevadas las piernas durante la tarde para movilizar el edema y estimular la diuresis antes de dormir. Si no hay respuesta a estas medidas se recomienda iniciar o aumentar el tratamiento con diuréticos durante la mañana para evitar la diuresis antes de acostarse.
- Orinar de forma relajada y promover el doble vaciado vesical.
- Estrujar la uretra para evitar el goteo postmiccional
- Tratar la constipación
- Estimular la actividad física
- Control de peso (5) (7)

Tratamiento Farmacológico

El tratamiento farmacológico es sólo sintomático. Por lo general se instaura cuando los síntomas obstructivos alteran la calidad de vida del paciente de manera relevante. Cuando los síntomas son graves o aparecen complicaciones se requiere un tratamiento quirúrgico. (4)

Los fármacos para la HPB son los bloqueantes alfa adrenérgicos, los inhibidores de la 5-alfa reductasa, los anticolinérgicos, los agonistas beta-3 y los inhibidores de la 5-fosfodiesterasa.

Tratamiento Asociado
El tratamiento asociado se debe considerar en hombres con agrandamiento prostático y síntomas de las vías urinarias inferiores de moderados a intensos. (1)

Fitoterapia
La fitoterapia hace referencia a uso de plantas y extractos, cuyos mecanismos de acción se desconocen, la eficacia y seguridad no está comprobada. (6)

Cirugía en la Hiperplasia Prostática
Actualmente se recomienda la intervención quirúrgica, sobre todo en casos de numerosas recidivas en infección, retención urinaria recurrente, desarrollo de uropatía obstructiva del tracto urinario superior y en hematuria grave. (4)

Dependiendo del volumen de la glándula hiperplásica se han empleado y se emplean técnicas abiertas (en la actualidad con menos frecuencia) o endoscópicas.

Se recomienda utilizar la resección transuretral de próstata como el procedimiento estándar para pacientes con volúmenes prostáticos de 30 a 80 ml que ameritan manejo quirúrgico. (8)

En vista de la eficacia del tratamiento quirúrgico, los pacientes que no mejoran con el tratamiento médico deben ser evaluados por el urólogo.

A continuación una tabla con los medicamentos más utilizados en la práctica médica general:

Tabla N°4 Medicamentos indicados en el tratamiento de Hiperplasia prostática benigna.

Medicamentos Indicados en el Tratamiento de Hiperplasia Prostática Benigna

Principio Activo	Dosis Recomendada	Presentación	Tiempo (Periodo De Uso)	Efectos Adversos	Interacciones	Contraindicaciones
Bloqueadores de los receptores alfa adrenérgicos						
Tamsulosina	Oral. Adultos: 0.4 mg cada 24 horas, por las noches	Cápsula de liberación prolongada 0.4 mg	Condicionado a indicación quirúrgica	Vértigo, congestión nasal, disfunción eyaculatoria, astenia, hipotensión postural, sequedad de boca	La coadministración con cimetidina provoca una elevación de los niveles plasmáticos de tamsulosina. Furosemida disminuye los efectos plasmáticos	Hipersensibilidad al fármaco o a cualquier otro componente del produco. Hipotension ortostática. Insuficiencia hepática, litiasis vesical, orina residual mayor 50%, hematuria frecuente, insuficiencia renal.
Doxazocina	Oral. Adultos: 2 a 4 mg cada 24 horas por las noches.	Tableta de 2mg y 4 mg	Condicionado a indicación quirúrgica	Infección del tracto respiratorio o urinario; somnolencia; vértigo; taquicardia; hipotensión postural; disnea, rinitis; dispepsia, boca seca, prurito; dolor torácico, edema periférico.	Potenciación de la hipotensión sintómatica con: inhibidores de la PDE-5 Potencia acción de: otros alfa-bloqueantes y otros antihipertensivos.	Hipersensibilidad a quinazolinas, antecedentes de hipotensión ortostática; hiperplasia benigna de próstata y con congestión del tracto urinario superior, infección crónica del tracto urinario o litiasis vesical concomitantes; lactancia; hipotensión; como monoterapia en pacientes con rebosamiento de vejiga o anuria con o sin insuficiencia renal progresiva
Terazocina	Oral. Adultos: 2 a 5 mg cada 24 horas por las noches	Tabletas de 2 y 5 mg caja con 20 tabletas en ambas dosis.	Condiciona do a indicación quirúrgica	Síncope, vértigo, rinitis, cefalea,, palpitaciones somnolencia, astenia, disnea, hipotension postural, impotencia, disfunción eyaculatoria	Mareos con la administración concomitante con IECA y diuréticos.	Hipersensibiliad al fármaco o a cualquier otro componente del produco. Hipotension ortostática. Insuficiencia hepática, litiasis vesical, orina residual mayor 50%, hematuria frecuente, insuficiencia renal.
Inhibidores de la 5 alfa reductasa						
Finasterida	Oral. Adultos 5 mg una vez al día	Gragea o tableta recubierta. Cada gragea o tableta recubierta contiene Finasterida 5 mg.	Condiciona do a indicación quirúrgica	Disminuye la líbido y el volumen eyaculatorio, impotencia, ginecomastia, reacciones de hipersesibilidad inmediata	Ninguna de importancia clínica	Hipersensbilidad a la finasterida.

Fuente: Guía De Referencia Rápida. Diagnóstico Y Tratamiento De La Hiperplasia Prostática Benigna. México. Secretaría De Salud. [En Línea]. 2008. [Fecha De Acceso 25 De Enero De 2020]. Url Disponible En: Http://Www.Cenetec.Salud.Gob.Mx/Descargas/Gpc/Catalogomaestro/ 176_Gpc_Hiperplasia_Prostatica/Grr_Hipertrofia_Prostatica.Pdf

BIBLIOGRAFÍA

1. Unnikrishnan R, Almassi N, Fareed K. Hiperplasia prostática benigna: Evaluación y tratamiento en atención primaria. Cleveland Clinic Journal of Medicine. Intramed. [en línea]. 2017 [fecha de acceso enero de 2020] .No. 84 URL disponible en: https://www.intramed.net/contenidover.asp?contenidoid=90431
2. Guía de Referencia Rápida. Diagnóstico y tratamiento de la Hiperplasia Prostática Benigna. México. Secretaría de Salud. [en línea]. 2008. [fecha de acceso 25 de enero de 2020]. URL Disponible en: http://www.cenetec.salud.gob.mx/descargas/gpc/CatalogoMaestro/176_GPC_HIPERPLASIA_PROSTATICA/Grr_hipertrofia_prostatica.pdf
3. Rubinstein E, Gueglio G, Giudice C, Tesolín P. Hiperplasia prostática benigna. Evid Act Pract Ambul. [en línea]. 2013. [fecha de acceso 25 de enero de 2020]. No. 16 URL disponible en: https://www.fundacionmf.org.ar/files/e820ed0fa2e6f7e75ffdb077dd4373e3.pdf
4. Rosas M. Hiperplasia benigna de la próstata. Offarm. Elsevier. [en línea]. 2006. [fecha de acceso 25 de enero de 2020]. No 25. URL Disponible en: https://www.elsevier.es/es-revista-offarm-4-pdf-13094133
5. Zambrano N, Palma C, Tratamiento De La Hiperplasia Prostática Benigna Y De La Disfunción Eréctil Por El Médico General. REV. MED. CLIN. CONDES. Elsevier. [en línea]. 2018. [fecha de acceso 23 de enero de 2020]. No. 29. URL disponible en: https://www.elsevier.es/es-revista-revista-medica-clinica-las-condes-202-pdf-S0716864018300300
6. Barboza M, Hiperplasia prostática benigna. Revista Médica Sinergia. [en línea]. 2017 [fecha de acceso 26 de enero de 2020]. No.8 URL disponible en https://www.medigraphic.com/pdfs/sinergia/rms-2017/rms178c.pdf
7. López-Ramos H, Gómez P, Moreno M, Patiño G, et al. Guía De manejo De la hiperplasia prostática benigna. Sociedad Colombiana de Urología 2014. Rev. Urol Colomb. Elsevier. [en línea]. 2015. [fecha de acceso 28 de enero de 2020]. No. 24 URL disponible en: https://www.elsevier.es/es-revista-urologia-colombiana-398-articulo-guia-manejo-hiperplasia-prostatica-benigna--S0120789X15000155#bibtb26
8. Diagnóstico y Tratamiento de los Síntomas del Tracto Urinario Inferior no neurogénicos asociados a crecimiento prostático. Guía de Evidencias y Recomendaciones: Guía de Práctica Clínica. México, Instituto Mexicano del Seguro Social. [en línea.] 2018. [fecha de acceso enero 2020]. URL Disponible en: http://www.imss.gob.mx/sites/all/statics/guiasclinicas/176GER.pdf.
9. Brenes J, Brotons F, Castañeiras J, et al. Documento de consenso sobre pautas de actuación y seguimiento del varón con síntomas del tracto urinario inferior secundarios a hiperplasia prostática. Medicina General y de Familia. [en línea]. 2016. [fecha de acceso 30 de enero de 2020]. No. 5 URL disponible en: https://reader.elsevier.com/reader/sd/pii/S188954331630010X?token=257736F53F46DE3860B29A70D435451D7F8A96183A1C3B09D38BBC5E71D62907C718663FD1F020D0913C36675B6F878F.

BIBLIOGRAFÍA

10. Navas R, Sanz E, Arias F, et al. *Diagnóstico y seguimiento de la hipertrofia prostática benigna mediante ecografía. Archivos Españoles de Urología. [en línea]. 2006. [fecha de acceso 20 de febrero 2020]. No. 59. URL disponible en: http://scielo.isciii.es/scielo.php?script=sci_arttext&pid=S0004-06142006000400005*

CAPÍTULO 5

CÁNCER DE PRÓSTATA
Gema Adriana Alarcón Medina

Introducción

El cáncer de próstata es el cáncer más diagnosticado en varones después del cáncer del pulmón y del cáncer colorrectal, es la segunda causa de muerte en los hombres mayores de 65 años a nivel mundial y este tipo de cáncer es de crecimiento lento, por esta razón el cáncer de próstata que es detectado en forma temprana cuando aún está limitado a la glándula prostática, tiene mayores probabilidades de tener un tratamiento exitoso.(1)

Definición

El cáncer de próstata es una neoplasia hormono-dependiente, en su mayor parte se presenta como adenocarcinomas de crecimiento lento. Las neoplasias prostáticas suelen ser multifocales originándose en el 80-85% en la zona periférica, 10 al 15% zona transicional y 5-10% en la próstata central. Constituye la segunda causa de muerte en el hombre a nivel mundial además ocupa el quinto lugar de las causas por esta afección, con un estimado de 330000 casos nuevos por año en el mundo.(1)

Epidemiología

El cáncer de próstata ha registrado un progresivo aumento de su incidencia en los últimos 25 años. Desde el principio de los años 90 se ha producido un incremento extraordinario del número de casos detectados en muchos países, incluido España. Este fenómeno coincide con el empleo rutinario del PSA (Antígeno Prostático Específico) como test de diagnóstico. La incidencia del cáncer de próstata es muy variable según las distintas zonas geográficas y etnias. El cáncer de próstata es una enfermedad que aumenta su frecuencia con la edad, sin embargo, la incidencia registrada recientemente en varones comprendidos entre 50 y 60 años de edad ha crecido notablemente.(1)(2)

En Ecuador la incidencia de cáncer es de 157,2 casos por 100.000 habitantes, según se la Agencia Internacional para la Investigación en Cáncer (IARC), perteneciente a la Organización Mundial de la Salud (OMS). En la actualidad se atienden a 860 pacientes, el 75% llegan en etapa avanzada y el 25% en fase metastásica, la enfermedad representa el mayor número de consultas en el área de oncología.(1)

Etiología

Aún se desconoce la verdadera causa del carcinoma prostático, pero está bien claro que su crecimiento está influido por las hormonas sexuales. Por lo general los síntomas del carcinoma prostático aparecen en la fase tardía de su evolución y se deben habitualmente a la infiltración local obstructiva, a las metástasis a distancia y a la infección urinaria condicionada por la estasis crónica.(2)(3)

A pesar de no conocerse bien la causa que produce el cáncer de próstata, se sabe que su evolución es, habitualmente, bastante lenta en el tiempo y que no se hace evidente en todos los varones que lo desarrollarán. De hecho se sabe que, aproximadamente, un 30% de los hombres de más de 50 años presentan focos de tumor en la próstata y, sin embargo, un 97% no fallecerá por dicho tumor, ya que éste ni se extenderá localmente ni se diseminará a otros órganos.(2)(3)

Factores de Riesgo

La edad, historia familiar y la raza son los factores asociados a una mayor probabilidad de sufrir de cáncer de próstata. El riesgo es de 15%, es decir uno de cada seis hombres desarrollará la enfermedad en el transcurso de su vida. (3)

La edad es el principal factor de riesgo para el cáncer de próstata. El riesgo de desarrollar un cáncer de próstata comienza a aumentar a partir de los 50 años en hombres de raza blanca y desde los 40 años en hombres de raza negra o con historia familiar (padre o hermano) de cáncer de próstata. Más del 80% de los casos de cáncer de próstata se diagnostican en hombres mayores de 65 años.(3)

El riesgo de cáncer de próstata está fuertemente influenciado por la historia familiar. Aquellos hombres que tienen un familiar de primer grado (padre o hermano) diagnosticado de cáncer de próstata tienen más probabilidad de desarrollar la enfermedad. Tan sólo un 5-10% de los cánceres de próstata tienen un componente hereditario. En el cáncer de próstata hereditario la edad de aparición del cáncer es más precoz (antes de 55 años) y a menudo los pacientes tienen familiares de primer grado afectos de cáncer de próstata.

El antecedente de cáncer de mama y/u ovario en madre o hermana igualmente confiere una condición de mayor riesgo.(3)

El cáncer de próstata es más frecuente en hombres de raza negra, además los hombres de raza negra tienen una mayor probabilidad de ser diagnosticados en una etapa avanzada, y tienen más del doble de probabilidad de morir de cáncer de próstata en comparación con los hombres blancos, tienen un curso de enfermedad más agresivo. Por otra parte, la tasa más baja de cáncer de próstata se observa en individuos de raza asiática.(3)

Fisiopatología

Aunque se han identificado muchas alteraciones genéticas, no se han reconocido patrones constantes de cambios asociados a un aumento del riesgo de desarrollar cáncer prostático. A nivel molecular parece ser que existe un locus de susceptibilidad localizado en el cromosoma 1, banda q24. (9)

A través del estudio de familias con tres o más parientes de primer grado afectados por cáncer de próstata, se ha identificado, una región en el brazo largo de cromosoma 1 (1q24-25) que tentativamente contiene un gen (HPC1) (human prostate cancer), involucrado en el desarrollo de cáncer de la próstata hereditario. La confirmación de este hallazgo y la demostración de herencia familiar son hechos a considerar en el screening de familias de alto riesgo. Así, en familiares de primer, segundo y tercer grado, el riesgo relativo de desarrollar un cáncer de próstata aumenta en 18, 11 y 2,5% respectivamente. Esta forma de cáncer familiar, asociada con la transmisión de este gen dominante de alta penetrancia, aumenta la probabilidad de desarrollar cáncer de próstata en pacientes jóvenes antes de los 43 años con un riesgo estadístico de desarrollar un cáncer de próstata del 88% a los 85 años. (9)

La testosterona es un requisito para que se desarrolle un cáncer prostático, en el que se expresa altas concentraciones de receptores de andrógenos y la transmisión de señales a través de los mismos establece el crecimiento, progresión e infiltración de este tumor. (9)

Han sido descritas al menos 34 mutaciones de genes reparadores del DNA asociados una condición de mayor riesgo. Portadores de mutaciones BRCA 1 tienen un riesgo 3.8 veces mayor de desarrollar cáncer de próstata antes de los 65 años y para los portadores de mutaciones BRCA 2 esta posibilidad se eleva al 7.3%. (9)

Se ha reportado también que los portadores de la mutación del Síndrome de Lynch, conocido porque predispone a cáncer colorrectal, gastrointestinal alto, ovárico y de tracto urinario superior, tienen un riesgo 3.2 veces mayor de desarrollar cáncer de próstata.(9)

Clínica

En las primeras fases, cuando el tumor está limitado a la próstata, puede ser asintomático o acompañarse de síntomas inespecíficos obstructivos leves atribuibles a una hiperplasia benigna (disminución del calibre o interrupción del chorro de orina; polaquiuria, nicturia; urgencia miccional; dificultad para orinar o escozor durante la micción). (1)

Cuando los tumores son localmente avanzados se acompañan de síntomas obstructivos claros, además puede haber hematuria o signos de infección (estos dos últimos son poco frecuentes).(1)

Cuando se trata de tumores avanzados puede aparecer edema de miembros inferiores (debido al crecimiento de ganglios linfáticos regionales), el cáncer de próstata también se manifiesta con síntomas de metástasis, como dolor óseo, fracturas patológicas o síntomas de compromiso de la médula ósea (por extensión tumoral al hueso) e incluso debilidad o pérdida de fuerza en piernas (compresión de la médula espinal).(1)

Tabla 1. Clasificación de Cáncer de Próstata (1)

•Adenocarcinoma acinar: es el tipo más común de cáncer de próstata y representa alrededor del 90% de los casos. El adenocarcinoma acinar se desarrolla en las células glandulares externas de la próstata.
•Adenocarcinoma ductal: este tipo de cáncer de próstata se desarrolla en las células que recubren los conductos (o tubos) de la glándula prostática. El adenocarcinoma ductal tiende a crecer más rápidamente que el adenocarcinoma acinar.

- **Cáncer de células transicionales (o urotelial):** este cáncer se desarrolla en las células de la uretra. Por lo general, comienza en la vejiga y se disemina a la próstata, siendo muy poco frecuente que comience en la próstata y se disemine a la vejiga y a los tejidos cercanos.
- **Cáncer de células escamosas:** este tipo de cáncer se desarrolla a partir de las células planas que cubren la próstata y tiende a crecer más rápidamente que los adenocarcinomas.
- **Cáncer de células pequeñas:** este es un tipo de cáncer neuroendocrino compuesto por células redondas pequeñas, que a veces también se llama cáncer de células en avena. El cáncer de próstata de células pequeñas es muy poco frecuente y representa menos del 2% de todos los casos de cáncer de próstata.

Fuente: Mottet, van den Bergh and Bourke (2018). EAU - ESTRO - ESUR - SIOG Guidelines on Prostate Cancer. [ebook] Available at: https://uroweb.org/wp-content/uploads/EAU-ESUR-ESTRO-SIOG-Guidelines-on-Prostate-Cancer-large-text-V2.pdf [Accessed 23 Feb. 2020].

Puntaje de Gleason

El Sistema de puntuación Gleason es el sistema más frecuente de determinación de los grados del cáncer de próstata, según el grado histológico. Esta puntuación se basa en la medida en la que el cáncer se asemeja a tejido sano cuando se visualiza bajo un microscopio, proporcionando un complemento útil, aunque impreciso, a la estadificación tumoral para establecer el pronóstico, el puntaje de Gleason describe la posibilidad de que el tumor se disemine o extienda. Cuanto más baja la puntuación, menor la probabilidad de diseminación del tumor. El puntaje de Gleason se calcula según los grados histológico dominantes: desde el grado 1 (bien diferenciado) hasta el grado 5 (muy pobremente diferenciado). (4)

El nuevo sistema de grados de grupos pronósticos (GG) está basado en las observaciones originales de Gleason y es el resultado de la evolución gradual de nuestra comprensión de la naturaleza biológica y de los distintos patrones morfológicos del cáncer de próstata. Consta de 5 grados (GG): grado 1 (GG1: Gleason ≤ 6); grado 2 (GG2: Gleason 3 + 4= 7); grado 3 (GG3: Gleason 4 + 3= 7); grado 4 (GG4: Gleason 8), y grado 5 (GG5: Gleason 9-10) (4)

Una condición adicional del puntaje de Gleason 4 + 3 = 7 es que el componente glandular bien diferenciado (patrón 3) debe constituir más del 5 % del tumor. En caso contrario, se descarta. Por lo tanto, un carcinoma de próstata con un puntaje de Gleason 4 + 3 = 7, cuyo componente de grado 3 es inferior al 5 % del total tumoral, en realidad forma parte del grado de grupo pronóstico 4 (GG4) y no del grado de grupo pronóstico 3 (GG3).(4)

Al igual que el sistema de Gleason original, esta nueva clasificación de grados de grupos pronósticos utiliza la combinación de los dos patrones morfológicos más frecuentes. La diferencia radica en que esta nueva clasificación utiliza un número de grados menor (únicamente 5); cada uno tiene un pronóstico distinto. El de pronóstico más favorable es el grupo 1 y de pronóstico más desfavorable es de grado 5.(4)

Tabla 2. Características Morfológicas de los Grados de Grupos Pronósticos

Grado	Puntaje de Gleason	Patrones de Gleason	Características
1	≤ 6	1, 2 y 3	Únicamente glándulas individuales y bien diferenciadas
2	3 + 4 = 7	3 y 4	Predominio de glándulas bien formadas con un componente menor de glándulas pobremente formadas, fusionadas y/o cribiformes
3	4 + 3 = 7	3 y 4	Predominio de glándulas pobremente formadas, fusionadas y/o cribiformes con un componente menor de glándulas bien formadas*
4	8	4	Únicamente glándulas pobremente formadas, fusionadas y/o cribiformes (patrón combinado 4+4)
		3 y 5	Predominio de glándulas bien formadas con un componente menor no glandular** (patrón combinado 3+5)
		3 y 5	Predominio de componente no glandular con un menor componente de glándulas bien formadas** (patrón combinado 5+3)
5	9-10	4 y 5	Ausencia de formación glandular (o con necrosis) con/sin glándulas pobremente formadas, fusionadas y/o cribiformes*

* En aquellos casos con > 95 % de glándulas pobremente formadas, fusionadas y/ cribiformes o con ausencia de glándulas (o con necrosis) en la biopsia con aguja o e la prostatectomía radical, el componente de < 5 % de glándulas bien formadas n cuenta para asignar el grado.

** Las glándulas pobremente formadas, fusionadas y/o cribiformes pueden tambié ser un componente menor adicional, además del componente no glandular.

Fuente: Farré, X. (2017). Nueva clasificación del cáncer de próstata basada en grados de grupos pronósticos. Revista Cubana de Urología, [online] 6(1). Available at: http://www.revurologia.sld.cu/index.php/rcu/article/view/270/307 [Accessed 26 Feb. 2020].

Fig 1. Patrones de Gleason Histológicamente, base para la asignación de los grados de grupos pronósticos. A) Patrones de Gleason 1-3: Glándulas individuales y bien diferenciadas; B) Patrón de Gleason 4: Glándulas individuales, fusionadas, cribiformes; C) Patrón de Gleason 5: nidos sólidos, sábanas, cordones, células individuales, necrosis.

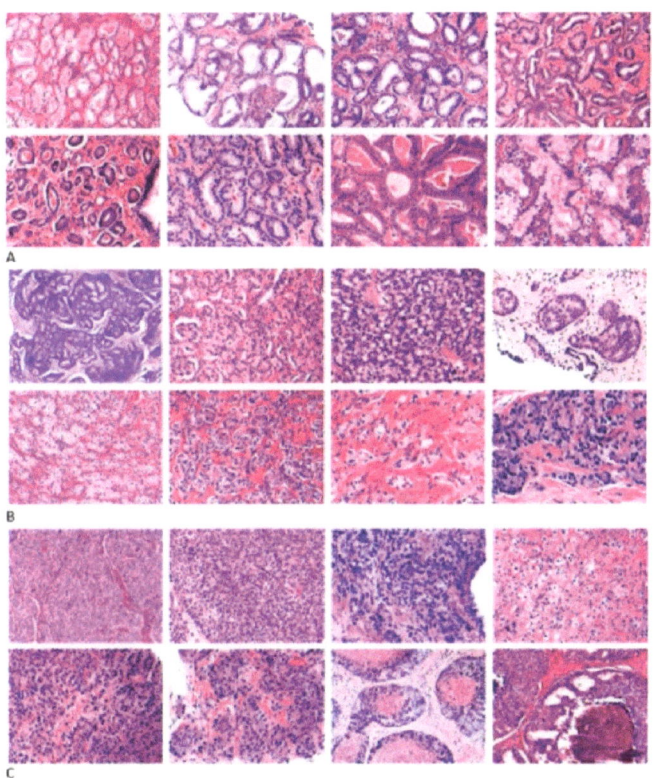

Fuente: Farré, X. (2017). Nueva clasificación del cáncer de próstata basada en grados de grupos pronósticos. Revista Cubana de Urología, [online] 6(1). Available at: http://www.revurologia.sld.cu/index.php/rcu/article/view/ 270/307 [Accessed 26 Feb. 2020]

La escala de Gleason se corresponde con el pronóstico de la enfermedad, independientemente del estadio. Para la estadificación se emplea principalmente la clasificación TNM. (1)

Tabla 3.- Estadificación de cáncer de próstata según clasificación TNM

T - Tumor primario

TX	No se puede evaluar el tumor primario
T0	Ausencia de datos de tumor primario
T1	Tumor clínicamente inaparente no palpable ni visible en las pruebas de imagen
T1a	El tumor es un hallazgo histológico fortuito en el 5 % o menos del tejido resecado
T1b	El tumor es un hallazgo histológico fortuito en más del 5 % del tejido resecado
T1c	Tumor identificado en una biopsia por punción (por ejemplo, debido a una concentración elevada de antígeno prostático específico [PSA])
T2	Tumor limitado a la próstata1
T2a	El tumor afecta a la mitad de un lóbulo o menos
T2b	El tumor afecta a más de la mitad de un lóbulo, pero no a los dos lóbulos
T2c	El tumor afecta a los dos lóbulos
T3	El tumor se extiende a través de la cápsula prostática2
T3a	Extensión extracapsular (uni o bilateral), incluida la afectación microscópica del cuello de la vejiga
T3b	El tumor invade una o ambas vesículas seminales
T4	El tumor está fijo o invade estructuras adyacentes distintas de las vesículas seminales: esfínter externo, recto, músculos elevadores o pared de la pelvis

N - Ganglios linfáticos regionales[3]

NX	No se pueden evaluar los ganglios linfáticos regionales
N0	Ausencia de metástasis ganglionares regionales
N1	Metástasis ganglionares regionales

M - Metástasis a distancia[4]

MX	No se pueden evaluar las metástasis a distancia
M0	Ausencia de metástasis a distancia
M1	Metástasis a distancia
M1a	Ganglios linfáticos no regionales
M1b	Huesos
M1c	Otros focos

[1] Un tumor hallado en uno o ambos lóbulos mediante una biopsia por punción, pero que no es palpable ni visible en las pruebas de imagen, se clasifica como T1c.

[2] La invasión del vértice de la próstata, o de la cápsula prostática (pero sin sobrepasarla), no se clasifica como pT3, sino como pT2.

[3] Las metástasis no mayores de 0,2 cm pueden designarse pN1 mi.

[4] Cuando exista más de un foco de metástasis, debe utilizarse la categoría más avanzada.

Fuente: Mottet, van den Bergh and Bourke (2018). EAU - ESTRO - ESUR - SIOG Guidelines on Prostate Cancer. [ebook] Available at: https://uroweb.org/wp-content/uploads/EAU-ESUR-ESTRO-SIOG-Guidelines-on-Prostate-Cancer-large-text-V2.pdf [Accessed 23 Feb. 2020].

Diagnóstico

La detención del cáncer de próstata sigue siendo un tema controvertido, sin embargo se debe realizar una buena anamnesis además de un tacto rectal el cual continúa siendo el método fundamental de cribado. Son accesibles al tacto rectal todos los estadios excepto el Tl, que por definición es un hallazgo.(7)(11)

Característicamente, el carcinoma es duro, nodular e irregular. En general, se puede realizar un tacto rectal y una determinación de PSA anual a todos los varones por encima de 50 años aunque, de momento, la Organización Mundial de la Salud (OMS) no aconseja la realización de cribado poblacional sistemático.(7)(11)

Se dispone fundamentalmente de dos marcadores tumorales, la fosfatasa ácida prostática (FAP) se emplea en clínica desde hace décadas; es un marcador específico, pero su elevación suele indicar extensión extra prostática, por lo que no resulta útil en el diagnóstico precoz. El PSA es realmente un marcador de tejido prostático cuyos niveles suelen encontrarse más elevados en el cáncer, pero es inespecífico y también están elevados a consecuencia de patología benigna (infecciones, sondajes, HPB, etc.). Por este motivo, se ha intentado aumentar su especificidad para cáncer con otros parámetros (densidad de PSA, índice PSA/edad, velocidad de cambio del PSA, PSA libre), aunque aún no ha quedado establecida la ventaja de éstos sobre el PSA aislado.(7)(11)

Si el PSA es menor de 4 ng/ml, es poco probable que se encuentre un cáncer de próstata. Si es mayor de 10, las probabilidades aumentan, lo que aconsejaría una biopsia de próstata ecodirigida. Si está entre 4-10, se pueden utilizar los parámetros antes mencionados para valorar la necesidad de biopsia. (7)

Si el PSA es menor 10 ng/ml tiene el 70-80% de probabilidad de que la enfermedad esté localizada, si los niveles de PSA oscilan entre 10-50 ng/ml el 50% estará localizado, si el PSA es mayor a 50 ng/ml tan sólo un 25% estarán localizados. (7)

Tabla 4.- Estratificación de Riesgo según valores sanguíneos del PSA e histológicos de Gleason

Bajo riesgo: PSA por debajo de 10ng/mL y Gleason por debajo de 7
Riesgo intermedio: PSA entre 10 –20ng/mLy Gleason en 7
Alto riesgo: PSA por encima de 20ng/mL y Gleason entre 8 y 10

Fuente: Nordström T, Akre O, Aly M, Grönberg H, Eklund M. Prostate-specific antigen (PSA) density in the diagnostic algorithm of prostate cancer. Prostate Cancer and Prostatic Diseases. 2017;21(1):57-63.

El método de imagen más útil para la estadificación local es la ecografía transrectal (ETR), pudiendo ofrecer información importante sobre la afectación capsular, de vesículas seminales, cuello vesical o recto. Aunque no existe un patrón característico, suele aparecer como nódulos hipoecogénicos. La ETR ofrece, además, la posibilidad de dirigir la biopsia hacia las zonas sospechosas. (5)

La TC y la RM tienen su principal papel en la estadificación ganglionar y la valoración de metástasis a distancia. Las primeras metástasis deben buscarse en los ganglios linfáticos de las cadenas obturatrices e ilíacas. (5)

Se debe realizar una biopsia prostática para la confirmación del diagnóstico. Puede efectuarse vía transrectal o transperineal, guiada por el tacto rectal o por la ETR, lo que añade efectividad a la prueba. La realización de la biopsia está indicada siempre que exista una anomalía del tacto rectal, elevación de los marcadores tumorales o alteración en las pruebas de imagen. La PAAF es una alternativa con menores complicaciones, pero con el inconveniente de que no puede evaluar el grado histológico (Gleason).(4)(5)

La gammagrafía ósea se la utiliza para la detección de metástasis óseas; tiene mayor sensibilidad que la radiología convencional y debe realizarse en todo paciente en el que se sospechen metástasis (Gleason ≥ 8 y/o PSA ≥ 20).(4)(5)

Tratamiento

La prostatectomía radical se realiza en los pacientes que tienen una buena salud, eligen una intervención quirúrgica y tienen un tumor limitado a la próstata (estadio I y II). A su vez se puede realizar con un abordaje quirúrgico perineal o retropúbico. El abordaje perineal exige una incisión separada para la disección de ganglios linfáticos.(6)

La radioterapia se la utiliza como tratamiento curativo, los resultados en estadios localizados se acercan a los de la cirugía. En los pacientes aptos para radioterapia definitiva se debe confirmar el diagnóstico mediante análisis patológico cuando el cáncer se encuentra limitado a la próstata o a los tejidos circundantes (estadio I, estadio II y estadio III) en el examen clínico. No es necesario estadificación con laparotomía ni disección ganglionar. La radioterapia quizás sea una buena alternativa para pacientes con contraindicaciones médicas para la prostatectomía radical. En estos pacientes la tasa de complicaciones es aceptablemente baja si se controla con cuidado la técnica de administración. Existen dos tipos de radioterapia, la radioterapia externa en la cual se utiliza una fuente externa al cuerpo emitiendo radiación directamente en el tumor y la radioterapia interna que se colocan materiales radioactivos dentro del cuerpo.(6)

Se ha empleado también radioterapia intersticial (braquiterapía) con implantación de yodo-123 (1 -123), oro-198 (Au-198), paladio e iridio. Su indicación queda limitada a tumores pequeños de estadio T1 o T2, y sus resultados son similares a los de la cirugía. En caso de compresión medular o dolor por metástasis óseas, la radioterapia sobre la metástasis puede conseguir el control local de la enfermedad. También está indicada en caso de márgenes posquirúrgicos positivos, estadios T3 como complemento, o recidiva bioquímica tras prostatectomía.(6)

El adenocarcinoma prostático está compuesto por una población heterogénea de células androgenodependientes y androgenoindependientes. La supresión hormonal frena el crecimiento de las primeras, pero no afecta a las androgenoindependientes. La supresión androgénica radica en aplicar tratamientos que consigan disminuir los niveles de testosterona en el organismo, con ello se ha observado que disminuye el tamaño tanto de la próstata normal como de la próstata tumoral. Se puede conseguir disminuir los niveles de andrógenos circulares por distintos métodos. (8)(10)

La castración quirúrgica es el método aislado más eficiente, con la ventaja de que elimina la necesidad de medicación permanente. Por su rapidez en el efecto supresor hormonal, también está indicada en las compresiones medulares por metástasis.(8)(10)

Los Estrógenos (dietilestilbestrol) inhiben la secreción de LH; actualmente este método se ha abandonado debido al alto riesgo cardiovascular que conlleva. (8)(10)

Los progestágenos, ayudan inhibiendo la secreción de LH y actúan como antiandrógenos, al unirse a los receptores de la dihidrotestosterona. Es preciso añadir estrógenos para evitar el fenómeno de escape, que se produce tras varios meses de tratamiento. No son de uso habitual. (8)(10)

Los Agonistas LHRH, aunque inicialmente ocasionan un aumento de los niveles de testosterona, posteriormente suprimen la secreción de LH y de andrógenos. La elevación transitoria de los andrógenos puede empeorar el cuadro clínico, principalmente si existe compromiso medular por metástasis óseas. Esta elevación se debe suprimir mediante la administración de antiandrógenos, previamente a la introducción de inhibidor de la LHRH.

Fármacos como los antiandrógenos (bicalutamida, flutamida, acetato de ciproterona), van a competir contra el receptor androgénico y suelen utilizarse con agonistas de la LHRH. El acetato de ciproterona, además de actuar como antiandrógeno, tiene un efecto progestágeno, por lo que actúa a nivel central, disminuyendo los pulsos de LH. (8)(10)

Tratamiento por Estadíos
Estadío Tla.- Tiene una mortalidad por la enfermedad del 2% a los 10 años, de hecho, algunos grupos refieren que incluso no precisa tratamiento, excepto los pacientes jóvenes (menores de 60 años) con una alta esperanza de vida. Puede realizarse vigilancia activa o tratar como un estadío Tlb. (8)

Estadío Tlb·Tlc.- Alcanzan una mortalidad del 80% dejados a su evolución natural. Por ello está indicada la prostatectomía radical, la radioterapia externa o braquiterapia, en sujetos con esperanza de vida superior a 10 años.

Estadío T2a.- Es la indicación más clara de prostatectomía radical. La radioterapia o braquiterapia se reservaría para pacientes de riesgo quirúrgico elevado o que no aceptan efectos secundarios atribuibles a la cirugía. (8)

Estadío T2b y T2c.- Un 40% demuestra ser en realidad estadío 3, tras el análisis de la pieza quirúrgica de prostatectomía radical (infraestadificación). La radioterapia externa o braquiterapia también puede ser útil en pacientes de alto riesgo quirúrgico. (8)

Estadío T3a.- La indicación quirúrgica es dudosa, así como la radioterapia local, por lo que solamente se propondría a sujetos jóvenes, aun a costa de obtener malos resultados. Generalmente son tratados como el grupo siguiente. (8)

Estadío T3b, T4, N+, M+.- Varón añoso con mal estado genera l. El tratamiento hormonal es la opción indicada. Puede ser preciso el uso de radioterapia paliativa sobre la metástasis en caso de dolor. (8)

BIBLIOGRAFÍA

1. Mottet, van den Bergh and Bourke (2018). EAU - ESTRO - ESUR - SIOG Guidelines on Prostate Cancer. [ebook] Available at: https://uroweb.org/wp-content/uploads/EAU-ESUR-ESTRO-SIOG-Guidelines-on-Prostate-Cancer-large-text-V2.pdf [Accessed 23 Feb. 2020].
2. Mottet N, Bellmunt J, Bolla M, Briers E, Cumberbatch M, De Santis M et al. EAU-ESTRO-SIOG Guidelines on Prostate Cancer. Part 1: Screening, Diagnosis, and Local Treatment with Curative Intent. European Urology. 2017;71(4): 618-629.
3. Cornford P, Bellmunt J, Bolla M, Briers E, De Santis M, Gross T et al. EAU-ESTRO-SIOG Guidelines on Prostate Cancer. Part II: Treatment of Relapsing, Metastatic, and Castration-Resistant Prostate Cancer. European Urology. 2017;71(4):630-642.
4. Farré, X. (2017). Nueva clasificación del cáncer de próstata basada en grados de grupos pronósticos. Revista Cubana de Urología, [online] 6(1). Available at: http://www.revurologia.sld.cu/index.php/rcu/article/view/270/307 [Accessed 26 Feb. 2020].
5. Moldovan P, Van den Broeck T, Sylvester R, Marconi L, Bellmunt J, van den Bergh R et al. What Is the Negative Predictive Value of Multiparametric Magnetic Resonance Imaging in Excluding Prostate Cancer at Biopsy? A Systematic Review and Meta-analysis from the European Association of Urology Prostate Cancer Guidelines Panel. European Urology. 2017;72(2):250-266.
6. Fossati N, Willemse P, Van den Broeck T, van den Bergh R, Yuan C, Briers E et al. The Benefits and Harms of Different Extents of Lymph Node Dissection During Radical Prostatectomy for Prostate Cancer: A Systematic Review. European Urology. 2017;72(1):84-109.
7. Nordström T, Akre O, Aly M, Grönberg H, Eklund M. Prostate-specific antigen (PSA) density in the diagnostic algorithm of prostate cancer. Prostate Cancer and Prostatic Diseases. 2017;21(1):57-63.
8. Teo M, Rathkopf D, Kantoff P. Treatment of Advanced Prostate Cancer. Annual Review of Medicine. 2019;70(1):479-499.
9. Wang G, Zhao D, Spring D, DePinho R. Genetics and biology of prostate cancer. Genes & Development. 2018;32(17-18):1105-1140.
10. Crawford-Williams F, March S, Goodwin B, Ralph N, Galvão D, Newton R et al. Interventions for prostate cancer survivorship: A systematic review of reviews. Psycho-Oncology. 2018;27(10):2339-2348.
11. Litwin M, Tan H. The Diagnosis and Treatment of Prostate Cancer. JAMA. 2017;317(24):2532.

CAPÍTULO 6

LITOTRICIA
Daniela Alejandra Pozo Gualpa

Introducción

La uro litiasis afecta del 5-15 % de la población mundial, con alta recurrencia, que a los 5 años puede ser de hasta 50 %, con elevada frecuencia en la población laboralmente activa, lo cual produce un elevado costo individual y hospitalario, por lo que constituye un problema de salud de alto interés socio-sanitario (1).

En las últimas décadas la prevalencia de la enfermedad litiásica urinaria se ha incrementado dramáticamente debido al cambio de dieta y estilo de vida, creciendo un 10,6% y 7,1% en hombres y mujeres respectivamente (2).

La litotricia extracorpórea por ondas de choque (LEOCH) constituye la modalidad del tratamiento más frecuentemente usada por la facilidad de uso y gran aceptación por parte del paciente. El gran éxito en la fragmentación y la mínima tasa de complicaciones, asociados a su condición no invasiva y frecuentemente ambulatoria, explican que aún desplace ampliamente a todas las otras alternativas terapéuticas en la litiasis urinaria con, aproximadamente, 80-85 % de las indicaciones iníciales, en especial para los cálculos no complejos del tracto urinario superior. Sus tasas de resolución fluctúan de 33 a 97 % (1).

Existen diversas opciones de tratamiento de la litiasis urinaria; sin embargo, la litotricia extracorpórea por ondas de choque es el procedimiento de primera línea para la litiasis renal o ureteral. La decisión del tratamiento se establece con base en el tamaño, número y localización de los cálculos en la vía urinaria. La determinación de la densidad, carga litiásica, tamaño, localización y distancia piel-cálculo mediante tomografía preoperatoria permite predecir el éxito de la litotricia extracorpórea por ondas de choque (LEOCH). Por lo tanto, puede estimar qué o cuántos pacientes son ideales para recibir el tratamiento y obtener mejores resultados (3).

Historia

La empresa alemana aeronáutica Dornier estudiando en los años 60 el efecto del "pitting" en el fuselaje de los aviones en los vuelos supersónicos, descubrieron las ondas de choque como responsables del mismo. Estas ondas, generadas por la colisión supersónica y siguiendo las leyes de los principios de la física acústica, eran las responsables de la fuerza destructiva debido al gradiente de presión que se genera cuando se encuentra una interfase de dos materiales con propiedades acústicas diferentes (líquido y metal). En estas circunstancias la fuerza tensíl se genera en la superficie del material sólido y cuando esta supera las fuerzas compresivas se produce la ruptura del material afecto (2).

A posteriori, Eisenberger y Chaussy conducen estudios en animales demostrando que las ondas de choque pueden viajar en medio líquido (agua) y entrar en el cuerpo (con gran cantidad de agua) sin perder energía. En 1979 se diseña el primer litotriptor HM-1 (Human model 1) realizándose el primer tratamiento el 20 de Febrero de 1980 en Munich con generador electrohidráulico, sistema de focalización elipsoidal, acoplamiento en agua y localización fluoroscópica del cálculo renal. En mayo de 1982, se habían tratado 200 pacientes y se introduce el HM-2 en Stuttgart.

La FDA aprueba el litotriptor HM-3 en diciembre de 1984, instalándose varios dispositivos en Estados Unidos (Hospital metodista de Indiana) realizándose 2.000 tratamientos a finales de ese año, en 1986 se habían realizado 30.000 tratamientos ascendiendo a un millón y medio en 1989 en todo el mundo (5000 litotriptores). En 1985 se aprueba en Japón y para febrero de 1986 se han instalado más de 130 litotriptores Dornier y se han realizado más de 90.000 tratamientos en todo el mundo (2).

Definición
Se considera como un procedimiento que emplea ondas de choque para desintegrar cálculos en el riñón y partes del uréter. Después del cual, los diminutos pedazos del cálculo salen del cuerpo a través de la orina (4).

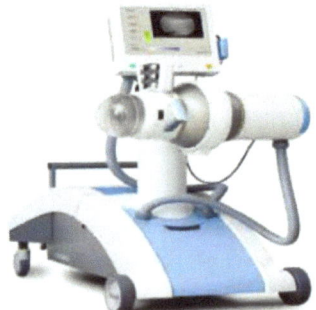

Fuente: Estado Actual De La Litotricia Extracorpórea Por Ondas De Choque En La Litiásis Urinaria Arch. Esp. Urol. 2017

Existen diversas opciones de tratamiento de la litiasis urinaria; sin embargo, la litotricia extracorpórea por ondas de choque (LEOCH) es el procedimiento de primera línea para la litiasis renal o ureteral. La determinación de la densidad, carga litiásica, tamaño, localización y distancia piel-cálculo mediante tomografía preoperatoria permite predecir el éxito de la litotricia extracorpórea por ondas de choque (LEOCH).

Por lo tanto, puede estimar qué o cuántos pacientes son ideales para recibir el tratamiento y obtener mejores resultados (3).

Descripción de la Técnica de Litotricia
La litotricia extracorpórea por ondas de choque (LEOCH) mantiene un papel importante en el tratamiento de la litiasis en la vía urinaria. Es un tratamiento mínimamente invasivo, que con una adecuada técnica y selección del paciente alcanza una elevada efectividad (5).

Los cálculos urinarios son un trastorno médico común. La mitad de los pacientes con cálculos urinarios anteriores tiene una recurrencia en diez años. Los cálculos renales pueden causar dolor, hematuria, infección, disminución de la función renal e insuficiencia renal. El tratamiento consiste en eliminar los cálculos del riñón. La litotripsia extracorpórea por ondas de choque (LEOCH), una técnica mínimamente invasiva, desintegra los cálculos mediante ondas de choque (6).

Las ondas de choque de alta energía, son guiadas con radiografías o ultrasonidos, atraviesan el cuerpo hasta que golpean y rompen los cálculos renales en pedazos diminutos. El procedimiento generalmente demora de 45 minutos a 1 hora. Se coloca una sonda que drenará la orina desde el riñón hasta que salgan del cuerpo todos los pequeños pedazos de cálculos. (4)
Los elementos básicos para el tratamiento extracorpóreo con ondas de choque son:

1) Generador de ondas, (electrohidráulico, electromagnético o piezoeléctrico)
2) Focalizador de las ondas, (elipsoidal, esférico o lente acústica).
3) Medio de acoplamiento-transmisión (recipiente o cojín de agua).
4) Localización litiásica y control fragmentación (radiológico o ultrasónico).

Las ondas de choque son de alta energía con baja frecuencia que ascienden rápidamente y alcanzan el pico en nanosegundos para posterior descender lentamente. El acoplamiento ideal es el agua que mediante un gel se establece contacto con la superficie cutánea una vez localizada el área a tratar, demostrando la importancia de este acoplamiento mediante el empleo de abundante gel templado de interfase entre cojín y piel. Se están empleando micro cámaras insertadas en el cojín que permiten identificar las burbujas o pérdida de acoplamiento in situ al tiempo de realizar la sesión de LEOC para optimizar y reducir pérdidas de energía de las ondas de choque (2).

Es la más empleada por el tamaño de las litiasis y su localización, por su rapidez, menor morbilidad, posibilidad de realización con sedación y de llevarla a cabo ambulatoriamente, lo que repercute en una mayor aceptación por parte del paciente de esta modalidad de tratamiento (7).

Indicaciones

En aquellos cálculos del riñón, sobre todo en pelvis, cuyo tamaño no sobrepase los 2 cm de diámetro.

- **Cálculo piélico:** Si el tamaño y la consistencia son los adecuados se resuelve en una sola sesión. La eliminación de los fragmentos es precoz y generalmente sin incidencias.

- **Litiasis calicilar:** Es indicación de litotricia a partir de los 5mm de diámetro, independientemente de la sintomatología que pueda ocasionar. También son tributables de tratamiento los cálculos en el cuello calicilar, en los cuales puede obtenerse una buena respuesta en un 55% de los casos.

- **Litiasis ureteral:** Los equipos de litotricia más actuales permiten la fragmentación del cálculo ureteral "in situ" no precisándose del cateterismo con el objetivo de desplazar la litiasis de su localización inicial.

- La zona lumbar y el área pelviana son topografías favorables al tratamiento con litotricia, pero en el uréter sacro ilíaco la superposición del hueso dificulta el centraje y dispersa parte de la energía transferida, por lo que en esta topografía se producen la mayoría de fracasos de la litotricia ureteral (7).

Contraindicaciones

Una contraindicación absoluta es el embarazo, la diátesis hemorrágica y la infección del tracto urinario no controladas. Otras contraindicaciones relativas son: litiasis mayores de 2-3 cm, de consistencia dura como Brushita, oxalato cálcico monohidrato y cistina, la obstrucción distal al cálculo que impida la expulsión posterior de los fragmentos, las malformaciones esqueléticas y la obesidad extrema que imposibiliten la focalización del cálculo y la presencia de aneurisma arterial próximo a la localización del cálculo. Los anticoagulantes y antiagregantes se aconseja sea interrumpida con antelación a la litotricia extracorpórea por ondas de choque (LEOCH)en cálculos renales (2).

Metodología

Se indica tratamiento activo de la litiasis en: cálculos con crecimiento activo, superiores a 15 mm o inferiores a este tamaño donde la observación no opcional, en pacientes con alto riesgo litogénico, cálculos obstructivos y/o sintomáticos con poca probabilidad de expulsión espontánea, infección o situación social del paciente (conductores, pilotos, viajeros) (2).

Los resultados del litotricia extracorpórea por ondas de choque (LEOCH) dependen del cálculo (tamaño, número, densidad, composición y ubicación), del paciente (índice de masa corporal, los factores anatómicos del riñón y corporal), del litotritor (área focal, posibilidad de ajustar la energía) y de la técnica (exactitud de la localización, el acoplamiento, la energía, la frecuencia, el número de ondas de choque y la anestesia), donde la experiencia del operador y cómo aplica esta técnica, influyen en el éxito. Existen datos biológicos para apoyar la aserción de que las proporciones de Ondas choque más lentas pueden mejorar la fragmentación de las piedras, mientras se disminuye también el daño renal (1).

La tomografía de abdomen y pelvis es el estudio de referencia para establecer el diagnóstico de litiasis urinaria, pues ofrece alta sensibilidad y especificidad (95 y 98%, respectivamente). El estudio permite determinar la localización, número, tamaño y forma de los cálculos urinarios, además de conocer el valor de atenuación, con la finalidad de proveer información pronostica de la fragilidad del cálculo y el éxito de la litotripsia extracorpórea por ondas de choque (3).

Las cifras de éxito que se obtienen en las siguientes localizaciones son: 85-92% en uréter proximal y pelvis renal, 80% cáliz superior, 75% cáliz medio, 65-70% en tercio inferior del uréter y 60% en cáliz inferior. La litotricia extracorpórea por ondas de choque (LEOCH) no se aplica habitualmente en litiasis vesicales ni uretrales (2).

La litiasis en la edad pediátrica es infrecuente, es un proceso multifactorial, puede estar asociado a infecciones del tracto urinario (ITU hasta el 75%), trastornos metabólicos (40-50%), anomalías anatómicas (hasta un 30%) y factores endémicos o geográficos. La hematuria macro o microscópica y el dolor abdominal inespecífico suelen presentarse en los pacientes más jóvenes mientras que el cólico nefrítico suele darse en niños mayores de 12-15 años. El manejo conservador exclusivo estaría indicado en aquellas microlitiasis ≤3 mm, ya que éstas pueden ser expulsadas espontáneamente (8).

En el tratamiento de la litiasis pediátrica se deben proteger los cartílagos de crecimiento y los genitales, minimizando la exposición radiológica y empleando baja energía durante la litotricia extracorpórea por ondas de choque (LEOCH). Los resultados suelen ser satisfactorios con facilidad para la fragmentación y expulsión más rápida que en los adultos. Todo ello seguramente debido a la facilidad de trasmisión de las ondas de choque con mínima pérdida de energía en cuerpos pequeños, y a la mayor elasticidad y menor longitud ureteral que reduce la impactación de los fragmentos (2).

Complicaciones
El riesgo de complicaciones tras la litotricia extracorpórea por ondas de choque (LEOCH), tales como el cólico nefrítico, la infección, la calle litiásica y el hematoma subscapsular subclínico aumentan con el tamaño del cálculo y las lesiones renales se deben, esencialmente, a la presión máxima y a la elevación súbita del voltaje durante el tratamiento, se relaciona directamente también con el número de ondas de choque administradas, por lo que mientras más lenta la proporción, lleva a mejor fragmentación de la piedra, con menor número total de ondas de choque, con menos riesgos de efectos colaterales, menos tratamientos quirúrgicos adicionales, también se

sugiere como factor protector, aplicar intervalos de 3-4 min entre la energía inicial y la dosis clínica de la litotricia extracorpórea por ondas de choque, aplicando menor número de ondas de choque necesarias por sesiones.

Las ondas de choque pueden producir daños mecánicos directos en el parénquima renal o daños mediados por lesión celular secundaria a liberación de radicales libres por la isquemia renal y vasoconstricción global. Además se ha descrito hemorragia cortico-medular e intersticial, trombosis en venas arcuatas e interlobulares, disminución del filtrado glomerular y flujo sanguíneo renal, y disfunción tubular con incremento de microglobulina y N-acetil-Beta- glucosaminidasa, la disrupción capilar, genera edema, isquemia e hipoxia con el subsiguiente daño renal.

Las consecuencias a largo plazo de las ondas de choque no están claras, pero hay evidencia de que la lesión aguda puede conducir a cicatriz inflamatoria y deterioro de la función renal e hipertensión arterial y diabetes mellitus. Múltiples sesiones de litotricia extracorpórea por ondas de choque parecen influir en el cambio de fenotipo de litiasis de oxalato cálcico a fosfato cálcico o Brushita (2).

Las complicaciones de la litotricia extracorpórea por ondas de choque en el tratamiento de la litiasis dependen de muchos factores como: tamaño (mayor o menor de 20 mm), dureza (cistina y oxalato cálcico monohidrato), multiplicidad, localización del cálculo (cáliz inferior), número de ondas de choque administradas, intensidad y frecuencia de las mismas, condiciones de la vía urinaria, presencia o no de infección urinaria, consumo de antiagregantes, anticoagulantes, hipertensión arterial y comorbilidad asociada. Factores dependientes del paciente, del cálculo, de la vía urinaria y del sistema generador de ondas de choque Las más frecuentes son la infección asociada o no a septicemia y la "calle litiásica". La administración preoperatoria de antibióticos reduce este riesgo; y la obstrucción por fragmentos se resuelve realizando una segunda sesión de litotricia extracorpórea por ondas de choque, o bien colocando un catéter ureteral. Las complicaciones relacionadas con los fragmentos litiásicos son: "calle litiásica" (4-7%), crecimiento de fragmentos residuales (21-59%) y cólico nefrítico (2-4%). La "calle litiásica" post-LEOC ocurre en 4-7% de los casos y depende del tamaño del cálculo, morfología de la vía urinaria y energía empleada en las ondas de choque (2).

Tabla N 1: Complicaciones de la realización de la Litroticia

COMPLICACIONES			%
Infecciosas	-Bacteriuria -Sepsis		7,7-23% 1-2,7%
Relacionadas con los fragmentos	-Calle litiásica -Crecimiento fragmentos -Cólico nefrítico		4-7% 21-59% 2-4%
Efectos en los tejidos	Renal	Hematoma sintomático Hematoma asintomático	<1% 4-19%
	Cardiovascular	Arritmia Evento cardíaco mórbido	11-59% casos
	Gastrointestinal	Perforación intestinal Hematoma esplénico o	casos casos

Fuente: Estado Actual De La Litotricia Extracorpórea Por Ondas De Choque En La Litiásis Urinaria Arch. Esp. Urol. 2017

Las complicaciones infecciosas se presentan entre el 7,7 y el 23%, de los casos, siendo la sepsis la más grave (1-2,7%). La bacteriuria se ha encontrado en 7.7%-23.5% de los pacientes que reciben litotricia extracorpórea por ondas de choque. Se recomienda la profilaxis en pacientes con historia de ITU recurrente, uro cultivos positivos, cálculos de Estruvita y coraliformes, y en aquellos que se haya realizado instrumentación de la vía urinaria con antelación a la litotricia extracorpórea por ondas de choque (3).

Las complicaciones hemorrágicas debido al daño vascular son: hematuria y hematomas renales Subcapsulares (4-19%), siendo <1% los de carácter sintomático. Este riesgo es mayor en pacientes con hipertensión arterial, edad avanzada, toma de antiagregantes y anticoagulantes, y cálculos en cáliz inferior. Se han descrito otras complicaciones más excepcionales como: arritmias (11-59%), perforación intestinal y hematomas en hígado y bazo (2).

BIBLIOGRAFÍA

1. Rodríguez MVL, Masvidal EL, Barriento LLB, Rodríguez MC, Gómez ACV, Noa YM. Litotricia extracorpórea por ondas de choque con frecuencia de 60 y 120 ondas /min. Rev Cuba Urol [Internet]. 2014;3(1):18–26. Available from: http://www.revurologia.sld.cu/index.php/rcu/article/view/55/193
2. Pereira-Arias JG, Gamarra-Quintanilla M, Urdaneta-Salegui LF, Mora-Christian JA, Sánchez-Vazquez A, Astobieta-Odriozola A, et al. Estado actual de la litotricia extracorpórea por ondas de choque en la litiásis urinaria. Arch Esp Urol. 2017;70(2):263–87.
3. Berber Deseusa A. Factores predictores de éxito en litotripsia extracorpórea por ondas de choque (LEOCH). Rev Mex Urol [Internet]. 2017;77(4):251–7. Available from: https://www.medigraphic.com/pdfs/uro/ur-2017/ur174b.pdf
4. D, Bushinsky. Goldman-Cecil Medicine [Internet]. 26th ed. D B, editor. Philadelphia: Elsevier; 2016. 117 p. Available from: http://www.elsiever.br/siever.php?pid=S0101-28002016000100099&script=sci_arttext&tlng=en
5. Bahílo Mateu P, Budía Alba A, Liatsikos E, Trassierra Villa M, López-Acón JD, de Guzmán Ordaz D, et al. ¿Es la litotricia extracorpórea por ondas de choque en la actualidad un tratamiento vigente para el tratamiento de la litiasis urinaria? Revisión sistemática. Actas Urol Esp [Internet]. 2017;41(7):426–34. Available from: http://dx.doi.org/10.1016/j.acuro.2017.01.011
6. Srisubat A, Potisat S, Lojanapiwat B, Setthawong V, Laopaiboon M. Extracorporeal shock wave lithotripsy (ESWL) versus percutaneous nephrolithotomy (PCNL) or retrograde intrarenal surgery (RIRS) for kidney stones. Cochrane Database Syst Rev. 2014;2014(11).
7. García-Galisteo E, Sánchez-Martínez N, Molina-Díaz P, López-Rueda B, Baena-González V. Tendencia en los tratamientos invasivos en la litiasis urinaria en un hospital de tercer nivel. Actas Urol Esp [Internet]. 2015;39(1):32–7. Available from: http://dx.doi.org/10.1016/j.acuro.2014.03.013
8. M. Fernández Ibieta1, A. Bujons Tur, J. Caffaratti Sfulcini, J. Alberola, D. Bonín, R. Jiménez Corro HV. Litotricia extracorpórea en pacientes pediátricos. 2015;28:8. Available from: https://www.secipe.org/coldata/upload/revista/2015_28-2_59-66.pdf

CAPÍTULO 7

PROSTATECTOMÍA
Marco Fabricio Bombón Caizaluisa

Introducción

Para optimizar el plan de tratamiento en un paciente al que se le ha hecho el diagnóstico de cáncer de próstata es importante correlacionar los elementos de riesgo pre tratamiento para tener una mayor certeza en la estatificación. Múltiples modelos y algoritmos han sido propuestos y que consideran las variables pre tratamiento para clasificar a los pacientes; esto es importante puesto que el urólogo debe discutir con el paciente el riesgo de tener enfermedad localmente avanzada y la necesidad de terapias adyuvantes. (1)

La Prostatectomía Radical (PR) es la única modalidad de tratamiento primario del Cáncer de Próstata (CaP) localizado que ha demostrado su eficacia frente a la vigilancia expectante en algunos ensayos clínico aleatorizado (2). Los avances en el conocimiento de la anatomía prostática y pélvica en años recientes han contribuido a mejorías de la técnica quirúrgica que se han traducido en muy buenos resultados de supervivencia a largo plazo con resultados funcionales razonablemente buenos, aunque lejos de ser óptimos, independientemente de la técnica quirúrgica elegida, tales como: prostatectomía radical abierta, laparoscópica o robótica (3)

Historia

Young aplicó la prostatectomía radical (PR) por primera vez a principios del siglo XX (4) siguiendo un abordaje perineal, mientras que Memmelaar y Millin fueron los primeros en realizar una prostatectomía radical retropúbica (4). En 1982, Walsh y Donker describieron la anatomía del complejo venoso dorsal y de los paquetes vasculonerviosos (PVN). Esto se tradujo en una disminución significativa de la pérdida de sangre y mejoró las tasas de continencia y potencia (5). En la actualidad, la Prostatectomía radical es el único tratamiento de Cáncer de Próstata localizado que ha demostrado un efecto beneficioso en cuanto a supervivencia específica del cáncer (SEC) en comparación con el tratamiento conservador, tal como se constató en un ensayo prospectivo y aleatorizado (5) . La experiencia quirúrgica ha disminuido las tasas de complicaciones de la prostatectomía radical y ha mejorado la curación del cáncer (4,6).

Definición

El tratamiento quirúrgico del Cáncer de Próstata consiste en una

Prostatectomía radical (PR), que supone la extirpación de toda la próstata entre la uretra y la vejiga, así como la resección de ambas vesículas seminales junto con tejido adyacente suficiente para obtener un borde negativo. A menudo, este procedimiento se acompaña de una linfadenectomía pélvica bilateral. En varones con Cáncer de Próstata localizado y una esperanza de vida ≥ 10 años, el objetivo de una PR por cualquier abordaje ha de ser la erradicación de la enfermedad, al tiempo que se mantiene la continencia y, siempre que sea posible, la potencia sexual (1). No existe un umbral de edad para la PR y no debe descartarse este procedimiento basándose únicamente en la edad (2). Por el contrario, una comorbilidad cada vez mayor aumenta considerablemente el riesgo de fallecer por causas no relacionadas con el Cáncer de próstata (3,4). La estimación de la esperanza de vida es muy importante al asesorar a un paciente acerca de la cirugía.(5)

Clasificación

El cáncer prostático localizado tiene pocas opciones viables de tratamiento. Dentro de éstas están la prostatectomía radical retropúbica, la prostatectomía radical perineal, la radioterapia, la braquiterapia con implantación de pellets, y por último, la prostatectomía radical laparoscópica y robótica. (7)

Técnicas Quirúrgicas
Parámetros para Elección de la Técnica Quirúrgica

Un punto clave es el pronóstico. El cáncer no depende sólo de las características tumorales, sino que también del análisis anatomopatológico y de la técnica quirúrgica. Otros tópicos fundamentales con respecto a los abordajes retropúbico y perineal, son sus indicaciones, los resultados técnicos y complicaciones, los resultados oncológicos, la disyuntiva entre la excisión amplia de los paquetes neurovasculares o la conservación nerviosa, y por último, las ventajas y desventajas de cada procedimiento. En el pasado muchos han preferido la prostatectomía radical retropúbica, en relación a la prostatectomía radical perineal, para facilitar la linfadenectomía pélvica. Estudios recientes en relación al antígeno prostático específico (PSA) preoperatorio y la escala de Gleason, permiten predecir con un muy bajo margen de error, que los tumores que no tendrán compromiso de los ganglios linfáticos, por lo que recomiendan que se le debe dar al paciente la oportunidad de evitar la linfadenectomía, por lo que ha surgido un interés cada vez mayor en el abordaje perineal(7).

Descripción de las Técnicas Quirúrgicas
La operación radical de la próstata puede resultar curativa para algunos pacientes. Desde 1982, se ha divulgado el uso del abordaje retropúbico debido al mayor conocimiento de la anatomía periprostática, del plexo pelviano y de las ramas que inervan los cuerpos cavernosos. Se ha modificado la técnica y, en casos seleccionados, se ha podido conservar los paquetes neurovasculares.(7).

Hay varias razones para aconsejar las prostatectomías radicales:
1. Aumento en la expectativa de vida;
2. Aumento del espectro diagnóstico;
3. Disminución de la morbilidad postprostatectomía, gracias a los últimos estudios anatómicos que han permitido identificar la inervación de los cuerpos cavernosos, y a las mejorías en las técnicas operatorias (7).

Abordaje Perineal Versus Retro Púbico
Con respecto al abordaje perineal, se introdujo en 1988 la modificación de la incisión, con una incisión vertical de la capa posterior de la fascia de Denonvillier en vez de la incisión transversa, con lo que se respeta aún más los nervios (7).

Ventajas del Abordaje Perineal
- No se manipulan los plexos de drenaje dorsales
- Se diseca un tejido relativamente avascular
- Disminuye el riesgo de hemorragias
- Hay buena exposición para la anastomosis uretrovesical
- Hay menos tejido dañado
- Hay una excelente visión, se puede ver la uretra y la próstata
- Se puede hacer una preparación de la uretra prostática con excelente visibilidad
- Se puede hacer una excelente anastomosis entre la vejiga y la uretra con buenos resultados y continencia. (7)

Se prepara la uretra prostática con un aumento de la longitud de 5 a 15 mm, lo que mejora las dimensiones para la anastomosis uretrovesical. Sin embargo, hay que tener en mente que uno puede tener resultados exitosos en los abordajes retropúbicos y perineales, en los estadios pT2 sólo en un 9%, pero en los pT3 en un 50%.(8)

Desventajas del Abordaje Perineal
No hay exposición simultánea de los ganglios linfáticos pélvicos. Pero no se necesita linfadenectomía en los pacientes seleccionados, y, si es necesaria, hay que hacer una incisión separada o una segunda operación para la linfadenectomía, como por ejemplo una linfadenectomía pélvica laparoscópica. Es decir, se requiere un procedimiento en dos etapas. Otra desventaja es que hay que colocar al paciente en posición de litotomía, la que debe ser mantenida en forma prolongada, lo que no es bien tolerado por todos los pacientes. También se ha descrito daño del esfínter anal, pero esta complicación es muy rara. (7)

Abordaje Retro Púbico
Las principales ventajas de este abordaje, que se hace a través de una incisión en la línea media, son:

- Es una técnica barata
- Existe la posibilidad de hacer una linfadenectomía pélvica simultánea si es necesaria
- La región anatómica vista desde el retropubis es más familiar para la mayoría de los cirujanos. A veces los cirujanos no se ubican bien con una incisión perineal, y no es fácil encontrar un buen abordaje hacia la próstata al principio, pero cuando se tiene experiencia es muy fácil hacerlo (7).

Desventajas del Abordaje Retro Púbico
El riesgo de transección de los plexos venosos dorsales profundos, los que no se visualizan si se opera por vía retropúbica. La hemorragia puede llegar a ser significativa. Para obtener una anastomosis precisa se necesita buen control, si hay mucha hemorragia se pierde visibilidad y es difícil hacer bien la operación, por lo que hay dejar un gran drenaje postoperatorio (7).

Indicaciones

Tabla Nº1 Indicaciones y Recomendaciones para Prostatectomía Radical

Indicaciones
En los pacientes con CaP localizado de riesgo bajo e intermedio (cT1a-T2b, puntuación de Gleason de 2-7 y PSA ≤ 20) y una esperanza de vida > 10 años.
Opcional
Pacientes seleccionados con CaP localizado de alto riesgo y bajo volumen (cT3a, puntuación de Gleason de 8-10 o PSA > 20).
Pacientes muy seleccionados con CaP localizado de muy alto riesgo (cT3b-T4 N0 o cualquier T N1) en el contexto de un tratamiento multimodal.
Recomendaciones
No se recomienda el tratamiento neoadyuvante a corto plazo (3 meses) con análogos de la gonadoliberina en caso de enfermedad en estadio T1-T2.

Fuente: Heidenreich A, Bolla M, Joniau S. Guía clínica sobre el cáncer de próstata. European Association of Urology 2011(2): 66-75.

Abordaje Perineal

La indicación ideal para la prostatectomía radical por vía perineal se da en un grupo seleccionado de pacientes de bajo riesgo. Debido a que el abordaje perineal no permite el acceso a los linfonodos pélvicos para fines de etapificación, el riesgo de metástasis linfáticas puede ser calculado con clínica, biopsia, anatomía patológica y los niveles de PSA preoperatorios. Tomados en conjunto, estos datos dan una predicción variable de ausencia de metástasis linfáticas en la mayoría de los hombres con cáncer prostático localizado clínicamente(8).

Las próstatas muy voluminosas dificultan la prostatectomía por vía perineal, sin embargo, un volumen menor de 60 ml parece ser adecuado para el abordaje perineal. Si el cirujano tiene experiencia, podrá también operar próstatas con un volumen mayor sin grandes problemas (7).

Abordaje Retropúbico

El abordaje retropúbico se efectúa en los pacientes con riesgo intermedio y alto de linfonodos pélvicos positivos, que son los tienen un PSA mayor a 10 ng/ml y una escala de Gleason mayor a 6, próstatas de gran tamaño y las que presentan un estadio T3. A veces se puede hacer una prostatectomía radical retropúbica con una excisión amplia de los tejidos blandos periprostáticos, incluso en los pacientes con un tumor clínicamente avanzado (T3). En el postoperatorio, los resultados no son tan malos. Algunos piensan que no se debe someter un tumor T3 a una operación radical, pero los pacientes con tumores T3 operados no cursan con problemas obstructivos posteriores. La recidiva tumoral nunca ocurre (7).

Complicaciones

En los varones que se someten a una prostatectomía, las tasas de complicaciones urinarias posquirúrgicas y tardías se reducen significativamente cuando el procedimiento se practica en un hospital de gran volumen y corre a cargo de cirujanos que efectúan numerosas intervenciones de este tipo (8-9). Solía producirse disfunción eréctil en casi todos los pacientes, pero pueden aplicarse técnicas de preservación nerviosa en la enfermedad incipiente (8). Los pacientes que se benefician de la PR con preservación nerviosa presentan más posibilidades de recidiva local, por lo que hay que vigilarlos atentamente (8).

Tabla N°2. Complicaciones de Prostatectomía Radical

Complicación	Incidencia (%)
• Muerte perioperatoria	0,0-2,1
• Hemorragia importante	1,0-11,5
• Lesión rectal	0,0-5,4
• Trombosis venosa profunda	0,0-8,3
• Embolia pulmonar	0,8-7,7
• Linfocele	1,0-3,0
• Escape de orina, fístula	0,3-15,4
• Incontinencia de esfuerzo leve	4,0-50,0
• Incontinencia de esfuerzo grave	0,0-15,4
• Impotencia	29,0-100,0
• Obstrucción del cuello de la vejiga	0,5-14,6
• Obstrucción ureteral	0,0-0,7
• Estenosis uretral	2,0-9,0

Fuente: Heidenreich A, Bolla M, Joniau S. Guía clínica sobre el cáncer de próstata. European Association of Urology 2011(2): 66-75.

La incontinencia urinaria continúa siendo una de las complicaciones más frecuentes a corto y medio plazo de la prostatectomía radical, constituyendo una secuela que disminuye considerablemente la calidad de vida de estos pacientes. Aunque diversos factores están implicados en la tasa final de IU, la técnica quirúrgica parece ser el más importante presentando menor morbilidad los pacientes sometidos a técnica de conservación de bandeletas laterales prostáticas. Los ejercicios del suelo pélvico constituyen un tratamiento no invasivo, de fácil uso y prácticamente libres de efectos adversos. Un programa de rehabilitación del suelo pélvico iniciado en el postoperatorio precoz, si bien no parece mejorar las tasas finales de continencia, ayuda a adelantar la recuperación de la misma y con ello a mejorar la calidad de vida de estos pacientes durante el postoperatorio (10).

BIBLIOGRAFÍA

1. Zonana E, Sedano A, Ramirez E. Prostatectomía radical retropúbica. Experiencia de 15 años en una institución privada. Acta Médica Grupo Ángeles. Volumen 9, No. 2, abril-junio 2011, 74-78.
2. Bill A, Holmberg L, Ruutu M. et al. Radical prostatectomy versus watchful waiting in early prostate cancer. N Engl J Med, 2005; 352: 1977
3. Fernando P, Fernando J. ANATOMÍA QUIRÚRGICA DE LA PROSTATECTOMÍA RADICAL: FASCIAS Y ESFÍNTERES URINARIOS. Rev Urol. 2010; 63 (4): 255-266.
4. Memmelaar J, Millin T. Total prostatovesiculectomy; retropubic approach. J Urol 2010 Sep;62(3): 340-8.
5. Lepor H, Nieder AM, Ferrandino MN. Intraoperative and postoperative complications of radical retropubic prostatectomy in a consecutive series of 1,000 cases. J Urol 2001 Nov;166(5):1729-33.
6. Augustin H, Hammerer P, Graefen M, Palisaar J, Noldus J, Fernandez S, Huland H. Intraoperative and perioperative morbidity of contemporary radical retropubic prostatectomy in a consecutive series of 1243 patients: results of a single center between 1999 and 2002. Eur Urol 2003 Feb;43(2):113-8.
7. Eisenberger F. Perineal and retroperitoneal radical prostatectomy. Medwave 2001 Jul;1(07): 45-47.
8. Heidenreich A, Bolla M, Joniau S. Guía clínica sobre el cáncer de próstata. European Association of Urology 2011.(2).
9. Begg CB, Riedel ER, Bach PB, Kattan MW, Schrag D, Warren JL, Scardino PT. Variations in morbidity after radical prostatectomy. N Engl J Med 2002 Apr; 346(15):1138-44.
10. Escudero J, Ramos M, Ordoño F. Complicaciones de la prostatectomía radical: evolución y manejo conservador de la incontinencia urinaria. Actas Urol Esp. 2006;30(10):991-997.

www.ingramcontent.com/pod-product-compliance
Lightning Source LLC
Chambersburg PA
CBHW040315220526
45473CB00009B/2446